THINKING

考える
ことは
力
になる

POWER

岩田健太郎

照林社

THINKING

考える ことは 力 になる

岩田健太郎

POWER

照林社

CONTENTS

エピローグ

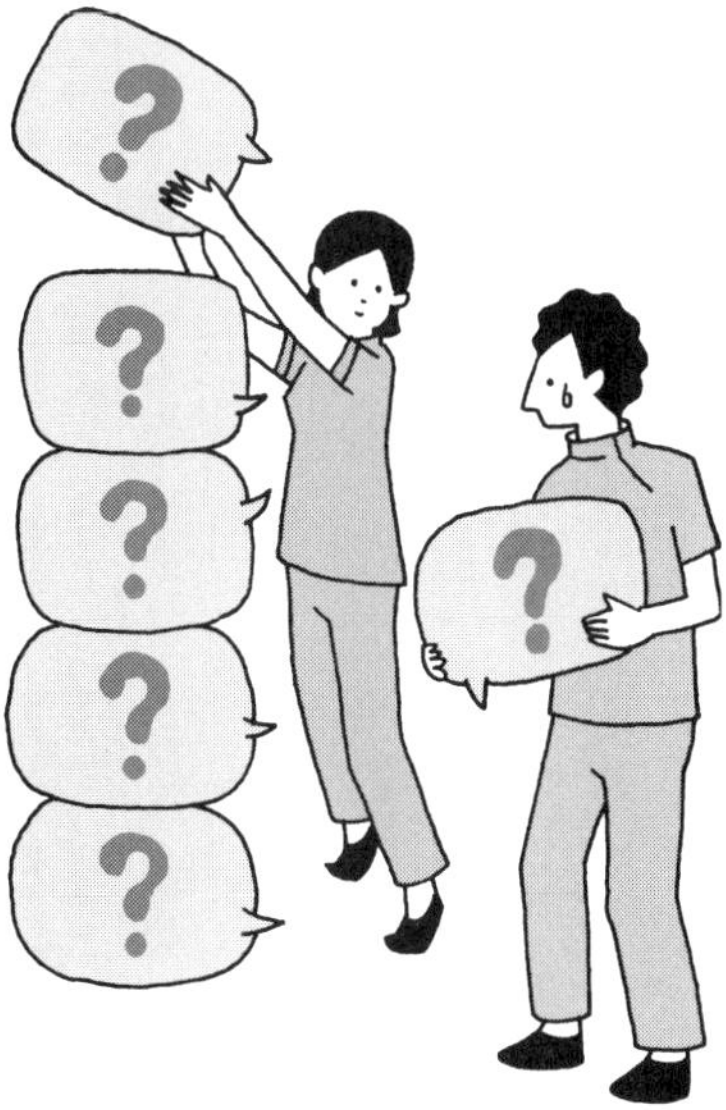

［装丁・本文デザイン］山崎平太（ビーワークス）
［DTP］明昌堂
［イラスト］加納徳博

《プロローグ》

「同じ目標」に向かう、「同じ医療者」として

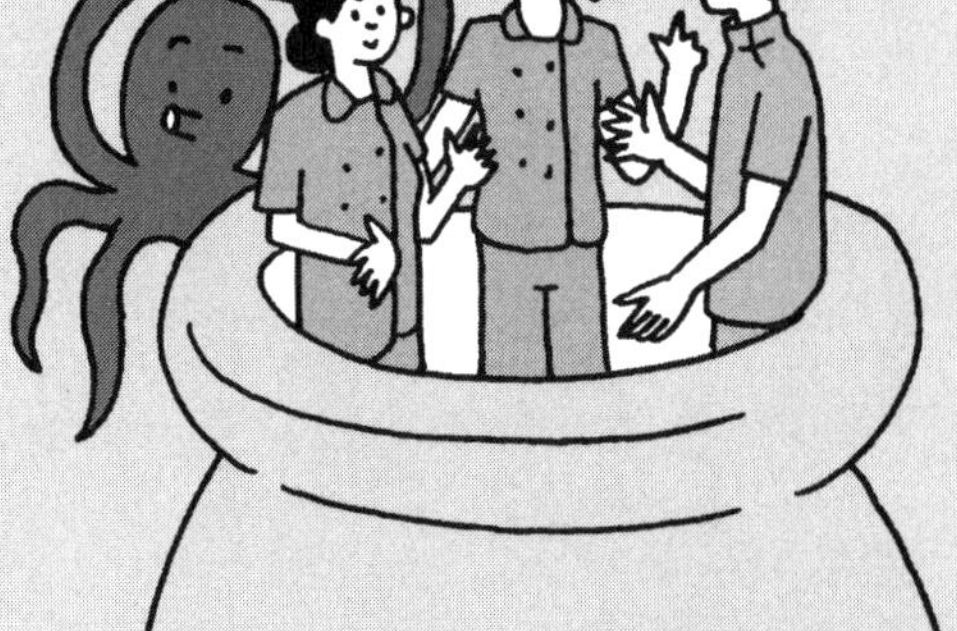

看護の世界もタコツボです

「はじめまして」

岩田健太郎と申します。神戸大学医学部附属病院に勤務する内科医で、主に感染症あたりをやっています(「あたり」というのは、いろいろなことに手を出しているからで、本書もその派生物なのです)。

日本は昔から他領域には口を出さない縦割り社会で、医療の世界は特にそうです。昔の政治学者、丸山眞男はこれを指して「タコツボ」と呼んでいました。タコツボの中は外からは見えない、タコツボの中のことはタコツボ内の人たちだけで決めていくって感じです。

当事者の皆さんがどう感じているかは存じませんが、外から見ていると看護の世界もタコツボです。「なんで医者があたしたちに口出しすんの？」とブチ切れそうになっているような気がしますが、二言目には「これは看護マターです（だから医者のあんたは口出さないで）」と言われます。被害妄想でしょうか。

確かに、「他人」に口を出すのは時にマナー違反ですし、面倒臭いことでもありますし、勇気も要ります。

けれども、考えてみてください。皆さんにとってぼくは「あかの他人」でしょうか。もちろん、捉え方によっては他人といえましょう。でも、大きなくくりで「医療者」というカテゴリーで見ればぼくらは同業者であり、医療機関という同じ組織で働いているのです。仲間同士が職場の改善のためにコミュニケーションをとるのは、むしろ当然なのではないでしょうか。

ある人と別の人を「仲間」とみなすか、「他人」とみなすか。そこには絶対的な真理や科学的な基準は存在しません。あるのはぼくらの「みなし」だけです。要するに、ぼくらが仲間同士と認め合えば仲間なのであり、「あかの他人」と考えれば、そうなるのです。

ある対象に名前をつける、その名前のつけ方は恣意的である。これが構造主義の考え方です。言語学者のフェルディナン・ド・ソシュールが創始者だといわれています。じつはソシュールではないという説もあります。そんなささいな問題はどっちでもよいという説もあります。

構造主義では、ある名前(フランス語ではシニフィアンといいます。フランス語でシニフィアンとかいうと、なんとなくかっこよくなってトレビアンじゃないですか?)が対象としているもの(こっちはシニフィエといいます)の組み合わせは「恣意的である」としました。例えば、「犬」というシニフィアンはワンワン鳴いているあの動物、シニフィエとコンビになっているんです。カタカナでシニフィアンとかシニフィエとか書くとそんな難しい言葉はシランワンとなりそうですが、フランス語の signifier(意味する)という動詞の現在分詞 signifiant と過去分詞の signifié のことなんです。英語のサイン(sign)も同じ語源からきていますね。「意味している」がシニフィアンで、「意味されてる」がシニフィエ、ってこと。トレビアァ～ン。

じゃ、その何が「恣意的」なのかって話ですが、そもそも「恣意的」とは何か。恣意的、を英語ではarbitraryといいますが、「気まぐれな、勝手な、自由気ままな」みたいなことを意味しています。

「恣意的」と「意図的」(わざと)は意味が違う、とエライ先生はよくおっしゃいます。確かに、「意図的な犯罪」とは言いますが、「恣意的な犯罪」とは言えません。けれど、「恣意的」は気まぐれ、思いつき、というだけでなく「都合のよいように」という意味にも使います。このときには「わざと」という感じもでてきます。

なので、「恣意的」というシニフィアンが指す対象(シニフィエ)と、「意図的」というシニフィアンが指すシニフィエはオーバーラップしてるところもあるんちゃうかな、というのがイワタの見解。エライ先生にはチクらないでね。

ま、だんだん「ブチ切れ」モードだったのが、「わけわかんない」モードに転じつつある読者もおいでかもしれませんが、そのへんはすっ飛ばして読み進めてください。必ず結論に行きますから。ちゃんと布石は打ってますから。

繰り返しますが、構造主義ではシニフィアンと相応するシニフィエの関係は「恣意的」に決められます。例えば、「青」という日本語のシニフィアンが指す対象は、時に「緑色」の交通信号を含んじゃったりしますね。英語だと「green signal」ですから、英語圏の人はあれを「青色」とはみなしていません。青の英訳はblueですが、青とblueでは対象としているシニフィエに若干のずれがあるのです。皆さんの緑の黒髪(死語?)もけっしてアメリカ人が想定するgreenではないわけで、まあ、そういうことなんです。少しイメージできました?

ぼくらの医療・医学は自然科学の領域に属します(厳密には属することが多いです)。自然科学は分類、分割が大好きです。ものごとを分割して、それに名前をつけていくんですが、ここでも分割する「科学的基準」や「真理」はなくて、構造主義的恣意性に、特に根拠なく決められているんですね。

虹の色は何色でしょう？　と聞くと、皆さん「七色」と答えます。でも、あれが「七」である科学的根拠や真理はありません。あれを八色と呼んだっていいですし、一四四色と呼んだって間違いではありません。線引きをどこにするかはわれわれの自由、恣意性に基づいているのです。

病気の診断もそうですね。随時血糖値二〇〇mg/dL以上を糖尿病の診断基準（の一部）にしていますが、あれが一九九であってはダメな科学的真理はありません。二〇三であってはいけないという真理もありません。「ま、きりがいいところで二〇〇ってことにしとこうや」とエライ先生たちがシャンシャンで決めたんです。随時血糖値が二〇一の人と、一九九の人は、糖尿病をもっている病人とそうでない人、という「別物」と扱うか。あるいは「同じような人」と扱うか。それを決めるのも恣意性のなす業です。

そういえば、ぼくは医療・医学を自然科学に属すると言いましたが、それだって恣意性のなせる業で、医療・医学の多くの領域はむしろ社会科学に属するものともいえます。ていうか、そもそも自然科学とか社会科学って分け方すら恣意的な決めつけにすぎないんです(間違いという意味ではないことに注意しましょう)。

ということで、医者であるぼくとナースであるあなたが「別の職種、あかの他人」と認識するか、「同じ医療者」と認識するかも恣意的な問題にすぎません。どちらが正しい、間違っているではないんです。

ただ、「同じ医療者」と認識したほうが、都合がよいとぼくは思います。**だって、ぼくらの目標は同じ「患者さんの健康としあわせ」なのですから。**立っている場所は違うかもしれませんが、目指しているところは同じです。同じであるべきです。**医者とナースが別々の目標に向かって仕事していたら、患者さんに健康**

としあわせがやってくる可能性はきわめて低くなるでしょう。

民俗学者の折口信夫はものごとを分割する性向を「別化性能」、同じようにまとめあげる性向を「類化性能」と呼びました。どちらかというと、医療者は別化性能が強く、細かく細かく分類、分割していくことを好みがちです。昨今、ますます進んでいる専門分化がその象徴です。

しかし、「まあ、医者もナースも医療者ってくくりで言えば、同じじゃね？」という類化性能も時に発動させたほうが便利なこともあります。

その先にあるのが「チーム医療」です。チーム医療は単なる分業ではありません。**異なる職能の人たちが集まり、「同じ目標」に向かい、「同じ医療者」として患者さんとその周辺に尽くす姿をいいます。**少なくともぼくはそうだと思っています。そのとき、「ぼくは医者、あなたはナース」みたいなタコツボ根性を丸出しにしていては、なかなか同じ方向は向けないのではないでしょうか。「ぼ〜くたち〜地球人♪」とおおらかな類化性能を発動させたほうが、チーム医療は成功する可能性が高いとぼくは思っています（この歌がわかる世代とチンプンカンプンな世代を分割するかどうかも、恣意性のなせる業です）。

長々とした与太話が続きました。「何が言いたいのか、いいかげんに結論を言え！」と忙しいあなたには叱られそうです。じゃ、結論を言います。要するに「ぼくの話をちょっと聞いてください」ってことです。

本書では主に「ロジカルに考えること」について話していきます。ロジカルに考えるとオトクなことがいっぱいあります。本書を読んで、大いにトクをしてください。

第1章

なぜ、ロジカルに考えられないのか？

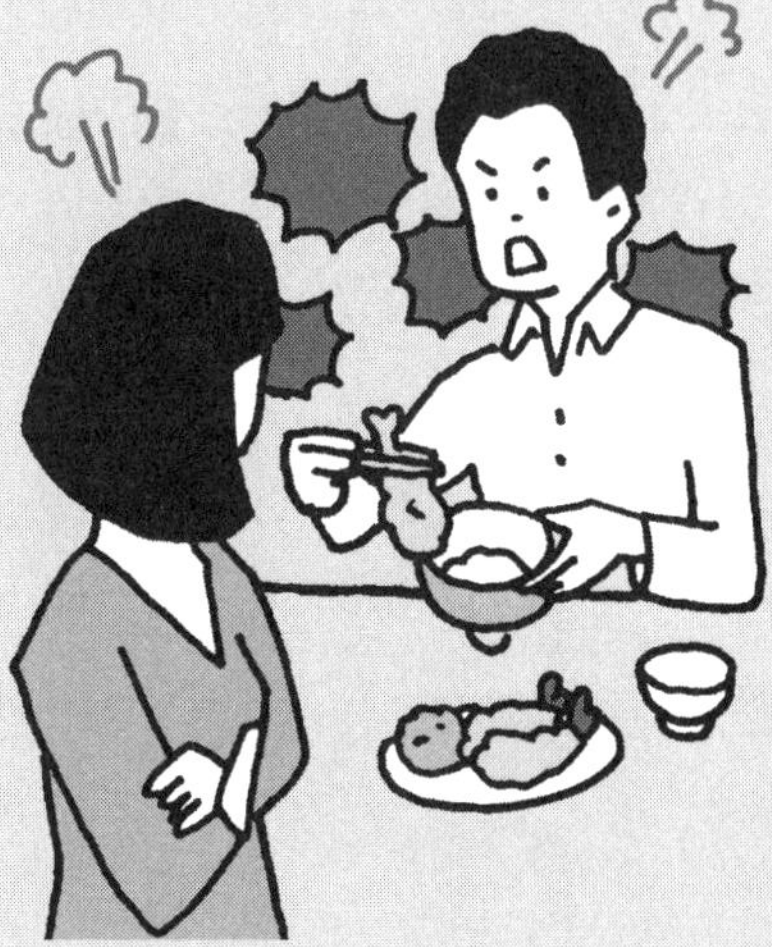

ナースはロジカルではない？

話を聞けと言っておきながら、いきなりケンカ売ってんのかこのやろう、とまたお叱りを受けそうです。被害妄想もそろそろ暴走しそうです。

過度の一般化は禁物ですし、学問的にデータ集積・分析したわけではないのでやや乱暴な話になりますが、ぼくの観察したところ、多くのナースは論理的な思考、すなわちロジカルな思考が苦手なようです。「この前提がそもそも間違っている！」という反論がありましたら、もちろん拝聴いたします。ただし、「私たちだってとっても論理的よ！　キーッ！」なんて反論をすれば、むしろぼくの仮説を補強してしまいますので、ロジカルに反論いただければ幸いです。

さて、ぼくの仮説の是非はおいといて、ここでは「ナースはあまりロジカルでない」仮説を(暫定的に)受け入れたとしましょう。

問題は、「なぜか」ということです。

多くの場合、ものごとの原因は複雑です。たいていのことは、自動販売機のボタンを押すとジュースが出てくる、みたいにわかりやすい因果関係は存在せず、ニュートン力学みたいに初期条件を与えるとボールの行き先が予見できるみたいな一意性もありません。通常、ぼくらのまわりにある現象の原因はいろいろです。あれやこれや、あれやこれや、あれやこれやの出来事が重なって、ある一つの結果が生じるのです。

「お前、このおかず、まずいな」という心ない夫の一言がきっかけで離婚に至った夫婦がいます（フィクションです。ぼくとはなんの関係もありません、念のため）。

このとき、「おかず、まずいな」はいかにもまずい発言なのですが、これが離婚の「原因」というのは無理筋だとぼくは思います。おそらく過去にあんなことや、こんなこと、たくさんの出来事が重なって、もう糸一本くらいの一触即発の状態に、「まずいな」のとどめが離婚を決断させた、と考えるべきでしょう。生々しい例え話ですみません。身につまされちゃった方、ごめんなさい（ぼくもバツイチなんで、気持ちはわかります）。

「ロジカルである」とはどういうことか？

話を戻します。なぜ、ナースはロジカルではないのか。この問いに答えるためには、「そもそもロジカルであるとはどういうことか」という問いに答えることができなければなりません。ややこしいですね。紆余曲折ですね。さっきの離婚話と同じですね。

ロジカルであるとは、どういうことか。イワタの極論をここで述べておきましょう。

ロジカルであるとは、上手に質問を重ねることができることだ

です。なんのこっちゃ、と思われる方がほとんどだと思います。でも気にならないでください。この言葉をしっかり理解できたら、そこでゲーム終了。あなたはロジカルに考えられるようになっていますし、目標達成です。そのためには本書の最後まで読む必要があります。そもそもそんなに簡単に答えが出るようなら、本書の存在理由（レゾンデートル）がなくなっちゃいますし。

繰り返します。ロジカルであるとは、ロジカルに考えるとは、上手に質問を重ねることとほぼ同義です。**ポイントは「上手に」と「重ねる」です。**ただ、質問するだけではロジカルにはなりません。

ここで、質問です。**皆さんはこれまで「上手に質問する方法」を学んだことがありますか？**

おそらく、まったく学んだことがないのではないでしょうか。

まあ、「忙しいときは質問しないで！」みたいな処世術チックな「質問のしかた」は学んだかもしれません。「今、質問してもよろしいでしょうか」から始める、みたいな礼節も教わったかもしれません。

しかし、それは「質問の方法」そのものではなく、単に形式を教わったにすぎません。上手な質問とは関係のない話です。

皆さんは、小学校に入学してから看護師になるまで、そしてなってからも「上手に質問に答える訓練」をずっと受けてきました。テストで、授業で、入試で、面接で、資格試験で、病棟の申し送りで。皆さんはどうやったら正確な答えを出せるかという訓練を何年も受けており、これについてはプロ級の能力をもっています。

しかし、学校の授業でも病棟でも「どのように質問するか」「どういう質問がよい質問か」についてはほとんど教わらなかったはずです。

答えを出すのはやたら上手なのに、質問をするのが苦手。それがほとんどのナースのあり方だと思います。**だから、ロジカルになれないのです。**

看護の現場の多くは行動主義的、形式主義的です。行動主義にはいろいろな意味が込められ、またいろいろな流派があるのですが(ここも構造主義～)、看護の世界でいうと、**「何をしました」という行いがきちっとできることが大事、という世界観**だと思います。行い、形が整うことが大事なので、それは形式主義的でもあります。

質問をする、というのは「形式を疑う」ことでもあります。「なぜ、こういうことをするのか?」と問いを立てるのです。しかし、看護の世界では、

「そういうものだからです」

「昔からそうなっているからです」

「マニュアルに書いてあります」

「教科書にそうなっています」

「看護協会がそう決めたんです」

と即答されます。答えを出すのは上手ですからね。でも、上手な質問者なら、

「そういうものって、どういうものなんだろう」

「昔からやっていることが、これからも通用する根拠はどこにあるのだろう」

「どういう経緯でマニュアルに記載されたのだろう」

「教科書に書かれているようなデータとかエビデンスってあるのだろうか」

「日本の看護協会が言っていることって、海外でも通用するのかしら」

とさらに質問を重ねるでしょう。そう、「重ねる」のが大事だったのですね。

ほとんどのナースはこのような問いを立てません。そもそものような訓練を受けたことがありませんし、もしこういう質問ばかりしていたら、「うるさい新人」「頭でっかち」「素直じゃない」「空気読めない」「不思議ちゃん」扱いされて

しまうリスク大だからです。あなたは大丈夫ですか？
なので、ほとんどのナースは、そのような質問を自ら放棄して、「わかったこと」「わかったふり」をしてしまいます。そして、本当の意味を考えることなく、行動主義的、形式主義的に毎日を作法通りに過ごすのです。そして、そんなテキパキ口答えせずに言うことを聞く新人ナースのほうが「素直で優秀」と高い評価を先輩ナースから受けちゃったりするんですね。

質問を重ねず、「わかったこと」にして放棄してしまう。言葉を換えると、これは「思考停止」と同義です。

行動主義的看護の世界には、批判的な意見も出されるようになっています。しかし、上手に質問を重ねることが悪いこと、という現場のエートス(雰囲気)がはびこっているために、なかなか看護の世界は行動主義、形式主義から脱することができません。難しいですね。

質問がうまくできないのはナースだけではない

さて、ここまでお読みいただいた皆さんのなかには、「あれ？」と気づいた方もいるんじゃないでしょうか。それってナースの世界だけの話ちゃうやん。医者だって質問苦手だし、行動主義的、形式主義的でしょ。ついでに権威主義的でしょ。

おっしゃるとおり〜。

そうなんです。これって看護の世界特有の問題ではなく、**医療界全体にはびこる普遍的な問題なんですね。**もっというと、日本全体にはびこる病理といえるかもしれません。「上手に質問を重ねる」訓練を受けていないのは、なにもナースだけでなく、ほとんどの日本人共通の問題ですから、この「上手に質問を重ねられない」問題は、ひいては日本の学校教育の根本問題ともいえましょう。だいたい文科省の官僚たちからして、「答えを出すのがやたら上手で、質問するのが苦手」な代表選手みたいなものですからね。

官僚同様、医者も頭の回転が速くて、偏差値が高いだけに「答えを出す能力」は秀でています。逆にそれが足かせになって、質問をするのはむしろ人より下手だったりします。プライドの高い医者は多いですが、そのプライドが邪魔してさらに質問はできなくなります。質問するとは「私はわかりません」というカミングアウト、白旗をあげることを意味しますから。

知性とは知識の総量ではなく、わからないことがわかること

しかし、「私はわかりません」とカミングアウトするのは無知の表明ではありません。逆です。**わからないことがわかる、というのは知性の証明なんです。**これを昔の哲学者ソクラテスは「無知の知」と呼びました。

知性とは知識の総量のことではありません。**自分が知っていることと、知らないことの境界線がちゃんと引けることをいいます。自分の知っていることの外側**

には、自分の知らない世界が広がっていることを認識できることをいいます。

そして、「自分の知らない知識」はどんどん増える一方です。

昭和三〇年代、一九五〇年代には、医学知識が倍になるには五〇年かかっていたのだそうです。二〇二〇年には、これがなんとたったの七三日に縮まるんですって(Densen P, 2011)。二か月ちょっとで情報量が倍になってしまうのです。いくらがんばって勉強しても経験を積んでも、知らないことが増えるスピードのほうが圧倒的に速いんです。二一世紀はぼくらが知っていることよりも、知らないことのほうがずっと多い時代なのです。

けれども、悲観することはありません。昔と違って今はインターネットがありますから、わからないことがあれば調べればいいんです。すぐに答えは見つけられます。昔よりはずっと手軽に。しかし、そのネット検索をさせるためには「わからないという自覚」が必要です。自分がわかっていないことがわかっていなければ、能動的な情報検索は発動されないのです。

タコツボの中で自分の専門領域の知識の量を誇っている医者は多いです。自分のわかっていないところが自覚できていない医者たちです。このような「わかっていないことがわかっていない」人を、われわれは「井の中の蛙」と呼びます。いくら頭の回転が速くて、記憶容量が大きくて、たくさん知識があっても、自分の知らないことに自覚的でない医者は単に「やたらでかい井戸に住んでいるカエル」にすぎません。そういう医者ってとても多いんです。ほんとやんなっちゃうな……って、皆さんに愚痴ってても仕方ありませんが。

というわけで、医者も自分の「無知の知」に無自覚な人がほとんどで、したがって上手に質問を重ねるのが苦手です。つまり、医者も案外、ロジカルではないんですね。口が達者な人が多いので、そのように勘違いされてることが多いだけなんです(これ、絶対隣の医者に読ませないでくださいね)。

もちろん、医者がロジカルではない、という現実をもって、「ナースだってロジカルじゃなくてもいいやん」という結論にはなりません。「それ」と「これ」とは話が別です。むしろ、医者がロジカルではない(ことが多い)からこそ、ナースは積極的にロジカルに考え、医療現場をよくしていかねばならないんですね。

第2章

ロジカルに考えるために必要なもの

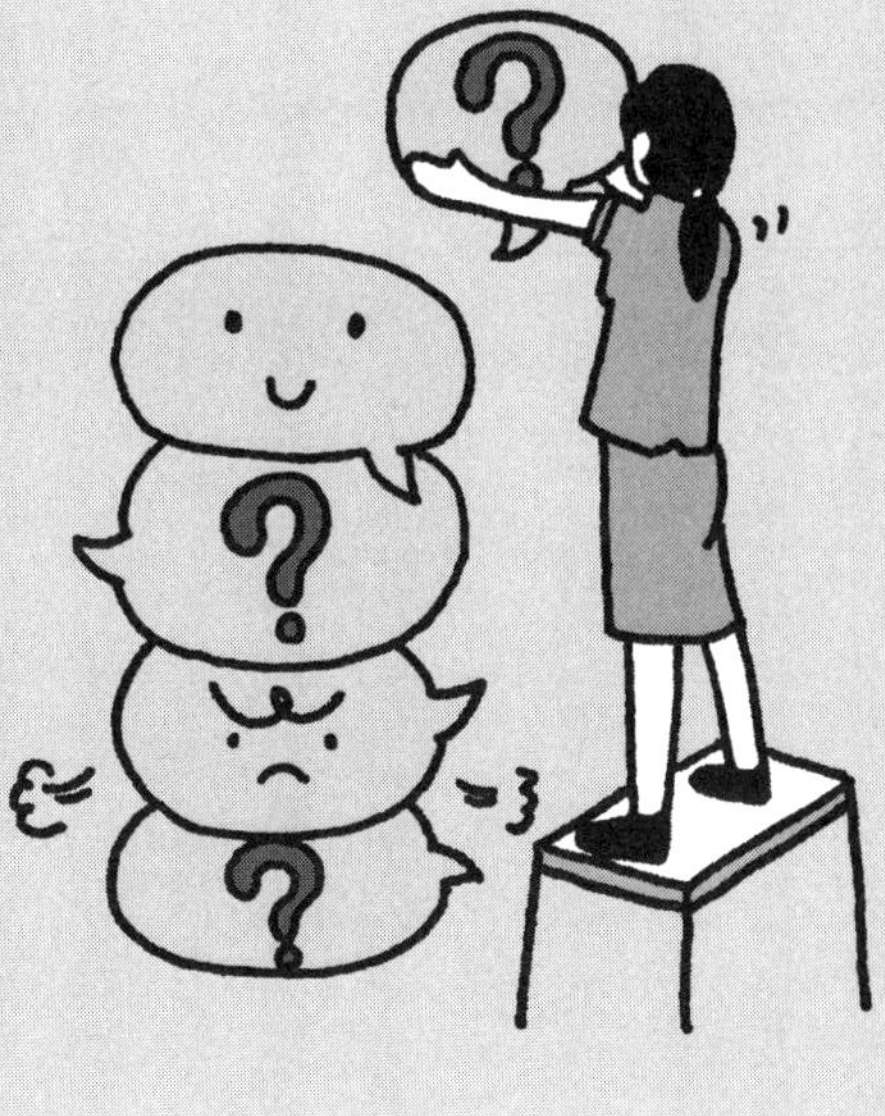

ロジカルに考えるとは、感性豊かに考えること

一般に「ロジカル」という言葉には緻密さや論理的といったポジティブなイメージがついて回るとともに、「冷たい」「非人間的」といったネガティブなイメージもやはりついて回ります。でも、それはじつは間違いなんです。**真にロジカルに考えるということは、とても感情に富み、感性豊かな行いなんですよ。**

意識の四つの分類

ぼくは「意識」というものをよく四種類に分類してます。まあ、これも便宜的なというか、〝便利的〟な分類にすぎず、必ずしも学問的なものではないのかもしれませんが(役に立てば、それでいいんだ!)。

一つ目は**「起きてるか、寝てるか」の意識**。難しくいうと「覚醒の度合い」です。あの、JCS(Japan Coma Scale)とかGCS(Glasgow Coma Scale)とかいうのは、この覚醒の度合いを「目が開くか」とか「痛み刺激に反応するか」みたいな方法で調べているんですね。〝頭シャキーン〟の度合いですね。

二つ目は**「話が通じるか」**。難しくいうと「見当識」です。こっちの言ってることをちゃんと理解できるか、の度合いを指します。ボオっとしていて寝起きの状態でもちゃんと話を理解できている人もいます。朝イチの看護学生とかはこんな感じかな？　〝頭シャキーン〟だけど質問には見当違いな答えしか返ってこない人もいます。うちの研修医はこんな感じ？　覚醒の度合いと見当識は一緒に上がったり下がったりもしますが、それぞれ独立していることもありますね～。

三つ目は**情動(感情)の種類**。「喜怒哀楽」ってやつです。ハッピー？　アングリー？　ハングリー？　最後は関係ないか。

四つ目は**情動（感情）の量**。感情量というか、生きるエネルギーというか。感情量がやたら大きい、ちょっとうるさい人っていますよね。逆に、感情が表に出ない、感情量が少ない人もいます。この感情量や生きるエネルギーが極端に少なくなった状態が、いわゆる「うつ状態」です。

このように、意識は「覚醒度」「見当識」「感情の種類」「感情の量」の四つに分類すると、わりとスッキリします。今度、患者さんをみるときはこういう観点から観察してみると、いろいろと発見がありますよ。

〈ロジカルであるためには感情の量が必要〉

さて、ロジカルであるためには、当然覚醒している必要があります。もちろん、まっとうな見当識も必要です。感情の種類は……まあ、ケースバイケースかな。

しかし、**感情の量、生きるエネルギーが小さいと、ロジカルでいることはとて**

も難しいんです。

ロジカルでいるということは「上手に質問を重ねること」といいました。さて、質問をするのと、しないのとではどっちが楽かといいますと、これは「質問をしない」ほうが楽に決まっています。それ以上の努力、エネルギーは必要ありませんから。

しかし、質問し、さらに質問を重ね、納得いくまで突き詰めていくような探索的なものの考え方を続けるためには、かなりの精神的なエネルギー量を必要とします。いくら頭の回転の速い人でも、エネルギー量が十分になければ「もういいや」と投げてしまうんです。頭はいいのにロジカルでない人はとても多いですが、そういう人の多くがこういう「投げやりな」人たちです。

エネルギーは、別の言葉で言い換えるならば「意志の力」と呼んでもよいと思います。本当に問題の根っこはそこにあるのか、最後の最後まで吟味したい、という強い欲求の度合いです。誤解のないように申し上げておきますが、必ずしも大はしゃぎしなさい、と申しているわけではありません。静かに燃えるタイプのエネルギー量の大きさだってあるんです。

医療・医学・看護の世界に「一〇〇点満点」はありません。どんなにベストを尽くしたつもりでも、やはりまだ改善点は残ります。これ以上改善の余地のない医療・医学・看護などは存在せず、われわれは今もこれからも改善を重ねていくのです。「これで一〇〇点満点」と満足している人がいるとすれば、それは幻想的な自己満足にすぎません。

なので、「これでいいのか、本当にこれでいいのか?」と問い続ける(質問を重ねる)ことは、現状に満足せず、さらに改善を重ねていくために必要なエネルギーなのですね。それは「ロジカルにあり続けるために必要な燃料」と捉えてくださってもよいと思います。

さて、**「質問を重ねる」には好奇心が不可欠です。**好奇心も感情の一種ですが、興味関心がないものに質問を重ねることは不可能でして、そんな面倒なことはすぐに止めてしまいます。まさに「愛の反対は無関心」なのです。

うまくいっているカップルは、「あなたの話をもっと聞きたい。いつまでも聞いていたい」と聞き続ける相手がいるカップルです。うまくいっていないカップルは、「お前の話は聞き飽きた」と思っているカップルです。興味関心・好奇心、大事ですね。

興味関心・好奇心は、イデオロギーに膠着した「タコツボ」から脱出する最も手っ取り早い手段でもあります。

同じ価値観、同じ知識体系、同じ世界観を共有するタコツボに閉じこもっていても、強い興味関心・好奇心があれば「外はどうなっているんだろう」と飛び出したくなってきます。その「飛び出し」には強いエネルギーが必要なので、多くの人は「面倒くさい」とツボにはまったままなんです。

好奇心をドライブするのは感性です。新しいもの、新しい考えかた、今まで聞いたことのないアイデアにビビビッと反応する感性です。

新しいものは、にわかには理解できません。「理解できへん」「納得いかへん」という感情が先に立ちます。しかし、多くの人はここでおしまいにしてしまい、「だから、これ以上聞きたくない」とタコツボに戻ってしまいます。まさに、冷えきったカップルそのものです。

エネルギーと感性にドライブされたロジカルな人物はそこで止まりません。「理解できへん」「納得いかへん」とき、「では、なぜ理解できないのだろう」「私が納得いかないのはどのへんやろう」とさらに深く突っ込みます。これを繰り返していると、「なーんだ、案外難しいことじゃなかったんだ。それなら理解できる」と得心がいくこともあるんです。

タコツボに入っている人たちは、この「得心がいく」快感を自ら放棄しています。もっとも、いつもいつも得心がいくことばかりとは限りませんけどね。まあ、うまくいかないこともあるからうまくいったときはうれしいのであって、いつだってうまくいくんじゃ、それはそれでエキサイティングではありません。うまくいかない可能性が秘められているからこそ、そこにチャレンジの価値ってものがあるのです。

タコツボを助長するもの

ところで、タコツボから抜け出て、新しい価値や考え方に触れ、その「理解できへん」「納得いかへん」ところと取っ組み合うのには、どこでどうやって訓練すればよいのでしょうか。

一番駄目なのはネットです。ええ？　それが一番手っ取り早いんちゃうの？（岩田は生まれが島根県、奥さんが京都人で、ぼくらは現在、神戸市に住んでます。ので、基本関西弁はインチキです。雰囲気で使っているだけですので）。

そういえば、昔はインターネットをブラウジングすることを「ネットサーフィン」なんて呼んでいました。でも、一〇年前のネットと今のネットはずいぶん違うんです。現在のネットはわれわれにぐっと寄り添っています。検索するときも、ただ無機質に検索しているのではなくって、「われわれが欲しいであろう情報」をアルゴリズムを使って探しだしてくれるんです。

なので、ジャニーズが好きな人はジャニーズ関係の情報をネット検索しまくり、その結果、何を検索してもジャニーズ系の情報しか手に入らなくなっています。こういう人は、世の中にはＡＫＢ48というアイドルが存在することすらも気がつかないんです(ちょっと例えに誇張が入ってますが、まあ、そういうことです)。ツイッターもフェイスブックも、自分の関心のある情報ばかりが集中的に入ってくるタイプのネットワークです。

なので、現代のネット環境は使えば使うほどタコツボの深さが増していくばかりです。こういう人たちは自分たちの考えの枠組み(フレームといいます)以外のものの考え方が理解できません。全肯定か全否定しかできない、貧弱な発想ばかりが発達していきます。ネットは使えば使うほど「バカになる」要素をもっているんです(もちろん、そうならない方法もありますが)。バカとは、ロジカルになれず、「どうしてなんだろう」と質問を重ねることができない(ただ、全肯定するか全否定するだけの)頭の使い方をする人のことをいいます。危険ですよ〜。

次に駄目なのが、新聞とテレビ、それに雑誌。こういうラージメディアは基本的に定型的なものの考え方しかできません。

日本の場合、新聞記事を書く人も、テレビのニュースを作る人も、「どうしてなんだろう」と問いを立てません。例えば、何か病院で不祥事が起きたときでも「どうしてこういう不祥事が発生するのだろう。わからへん。理解できへん」と考えて問いを重ねるジャーナリストは少数派です。「なんや、病院が不祥事しやがってけしからん! 叩いたろ!」と「はじめから答えができてる」ことがほとんどです。そういう目でテレビや新聞を見直してみてください。驚くほど彼らの口調は「いつもおんなじ」であることに気づくでしょう。雑誌もおおむね、同様です。

というわけで、ネットやテレビや新聞や雑誌情報はタコツボから出るのには少しも役に立ちません。

第3章
感性を育むための方法

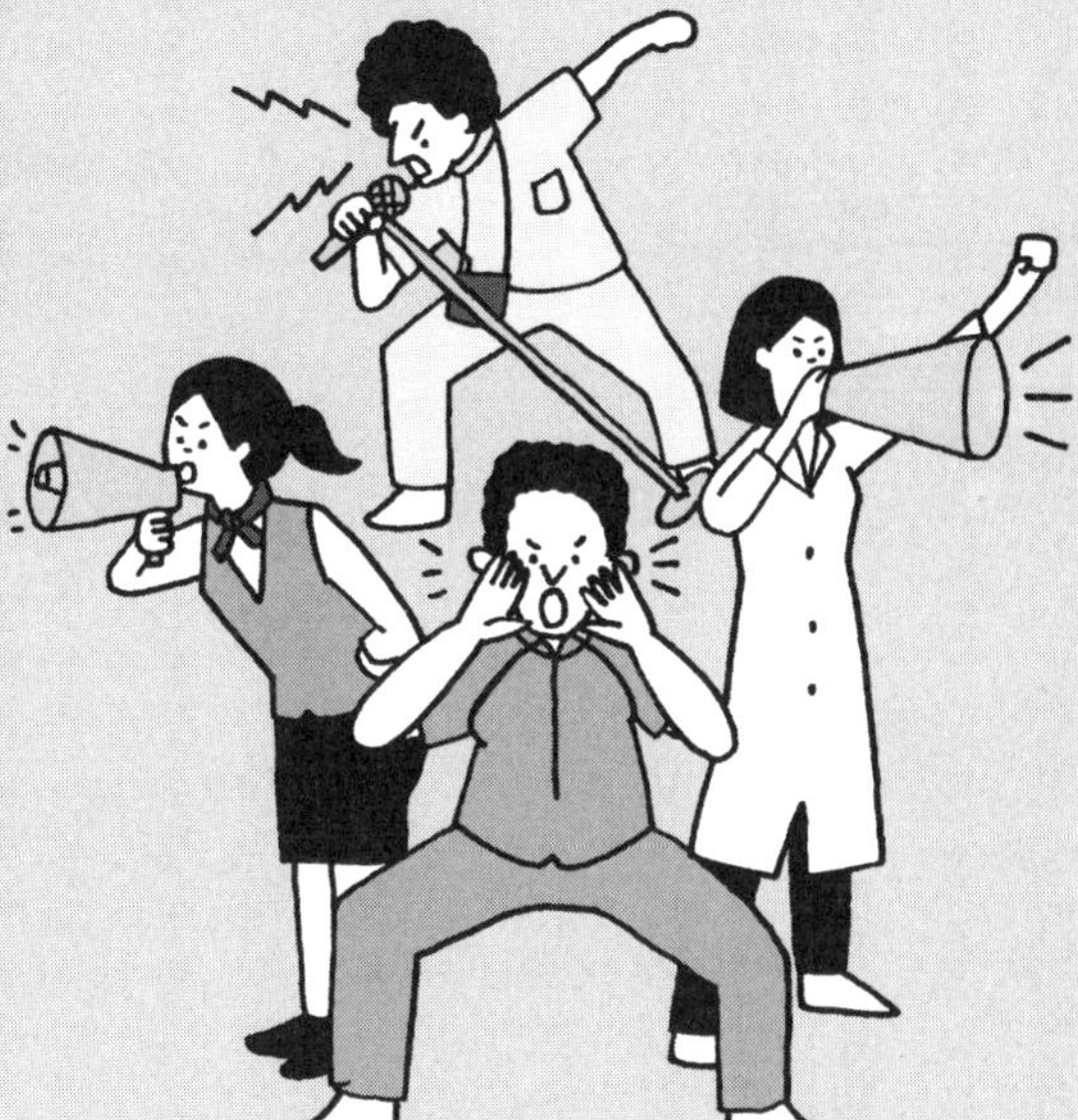

解決法① 他職種（特に医者以外）と話す

ここまで読んできて、皆さんにはこういう質問が出てくることでしょう。

「じゃ、どうすればいいの？」

なあに、難しいことではありません。皆さんが、自分のタコツボを離れて好奇心豊かに新しい価値観と触れ合う機会は簡単にもてるんです。

休みの日の趣味やサークル？　配偶者や子どもとの時間？　駄目駄目、だって趣味やサークルはそもそも「価値観を同じくする人たち」の集合ですから、職場とおんなじです。家族の場合、配偶者との対話は価値観を豊かにする素敵な方法ですが、多くの場合は似たような価値観の人を配偶者にしていますから、その効果はもうひとつかもしれません。もっとも配偶者との対話も、とても役に立つこともあります。その話はまたあとで。

ナースは意外と医者以外と会話していない

等質な人たちだけとの邂逅《かいこう》は自分をリッチにしてくれません。そういう出会いとは違う形の「出会い」が必要です。まずは手近なところからいきましょう。それはナース以外の医療者との対話です。

まあ、ナースは医者とはよくコミュニケーションをとっているかもしれません。でも、医療者はナースと医者のみならず。薬剤師、臨床検査技師、事務方、クラーク、栄養士、ソーシャルワーカーなどと、たくさんの人が病院では働いています。掃除のおじさん、おばさんもいますし、最近ではボランティアの方もよく来ますね。おっと、学生さんも忘れてはいけません。

驚くべきことですが、ナースは〝意外に〟他の医療者とのコミュニケーションをとりません。多職種会議で、一番に沈黙してしまうのがナースだったりします。あるいは逆に、「演説」ばかりして他の医療者の言葉に耳を傾けない存在だったりします。

これを言うのは誠に申し訳ないんですけど、岩田の観察するところ、ナースのなかには、医者以外の医療者の話に耳を傾けない傾向があるのです。これはナースが猛省すべき問題だとぼくは思います。本書は〝ぶっちゃけ〟でリアルな問題しか取り扱いませんから、耳が痛かろうこの問題も、ぶっちゃけ、申し上げてしまいます。この時点で、ぼくも編集さんもかなりビクビクしてますけど。

問題は、です。ナースが〝なぜ〟そのように医療者に不寛容になりうるのか、ということです。

その答えは医療機関における権力構造にある。ぼくはそう思っています。現実はともかく、そして理想理念はともかく、多くの人たちにとって医療の主役は医者です。で、準主役はナースです。ぼくはそうは思いませんが。読者の皆さんのなかにも「そうは思わない」という人もいるでしょうが。現実にはそう考えている人は、わりと多い。

さて、「主役」たる医者はヒエラルキーのトップに存在します。トップは傍若無人に振る舞うことも可能ですが、この情報過多な現在、こんな将軍様のトップは長続きしません。すぐにツイッターあたりでボコボコにされてしまうのがオチです。

よって、その本音はさておき、現在の組織のトップはいろんな人の意見を寛容に聞くポーズ、というのがデフォルトになっています。多くの医者は組織、あるいは小グループのリーダーです。だから、他の医療職の言うことを〝意外なほど〟よく聞きます。

一方、「準主役」たるナースはヒエラルキー的には他の医療者により近い場所に属します。その近接性、距離の近さは他者からの攻撃のターゲットになりにくいのです。それは、なぜか。

そうだなあ、病院長がやたら批判される病院ってあるでしょ。そうでない病院も多いと思うけれど。ところで、副院長がやたら批判される病院って珍しくないでしょうか。まあ「近接性」とはそういうものだと考えてください。

このような微妙なポジションを所与のものとすると(当たり前だと勘違いすると)、ナースは他者の話を一切聞かないとか、やたら自分ばかりが演説する、みたいになりがちなのです。そして二言目には「看護部としては」と自分の立場ばかりを強調するのです。残念ながら実例なき話ではありません。


もちろん、皆さんご存じのように医者も他人の話を聞かない人が多いです(いや、ホント)。だから、ナースだけ批判するのはフェアではありません。しかし、このような構造から、ナースが〝案外〟他職種の言葉に耳を傾けていないって話です。そんなことはない、という反論はもちろん甘んじて受けます。

病院ではやはり発言力が圧倒的に強いのが医者、次いでナース、その次は医事課とかの一部の事務かな。病院では技師や薬剤師は非常に発言力が弱いですし、病棟や外来のクラークや受付とかだとほとんど発言権がない。

大学生のときに知った、コメディカルの医者への本音

これはあちこちで書いたりしゃべったりしていることですが、ぼくは医学部五年生のとき、夏休みに宮城県の某所で一週間病院実習をしたことがあるんです。そう、東日本大震災のときに津波で大打撃を受けた地域です。なんで島根医大の学生が東北まで行ったのかというと、もちろん「東北に行ってみたかったから」という非常に不真面目な理由です。その年から、詳細は忘れましたが、大学外の医療機関でも夏季休暇中の病院実習が制度的に可能になったんです。そのリストに載っていたのがその病院でした。

ぼくはまあ、一週間病院で見学実習をしたら、週末は仙台あたりで楽しく七夕祭りでも見物しようかなあ、とかる〜い気持ちで応募したのでした。彼女いなかったし。

さて、まさか島根くんだりから学生が実習にやってくるとは想像していなかっ

た東北のその病院。困りました。担当の内科部長はそこでぼくに次のような提案をします。

「毎日、コメディカルについて回りなさい」

たぶん、思いつきだったのでしょう。いや、きっと思いつきだったに違いありません。とりあえず毎日いろんな部署をたらい回しにしとけば、世間知らずの学生の面倒をみる、その面倒臭さのリスクを分散できると思ったのでしょう。

というわけで、ぼくは各部署を毎日たらい回しにされるのですが、この一週間はぼくの医療者人生に一番大きな影響を与えた、忘れがたい実習になったのでした。

ある日、ぼくは一日中ナースにくっついて回り、その仕事にずっとくっついていました。次の日は一日中薬剤師にくっついて回り、次の日はPT(理学療法士)、さらに臨床検査技師と、毎日院内ローテートで異なる職種の方々にくっついて回る実習を行ったのでした。

もちろん、各職種がどのような仕事をしているのか、それをじかに体験できたのはとてもよかったと思っています。医学生・医者が他の医療職の仕事を実体験することは驚くほどありませんから。そういう体験はとても貴重でした。

しかし、それ以上に衝撃的な「学び」がありました。

というのも、あちこちたらい回しにされていたこの一週間、ぼくは**あらゆる医療職からずっと「医者がいかにイケてないダメな存在か」という悪口雑言を聞かされ続けていたからです。**こんなに恨まれていたんだ、医者。ぼくは戦慄しました。

しかも、その医者に対する恨みつらみを抱え込んだ医療者たち(ナース含む)が、実際に医者を目の前にするとじつに従順な下僕のふりをし、不満一つありませんよ、という涼しげな顔をして業務をこなしているのでした。この事実に、ぼくは二重に驚愕したのです。

まあ、遠い島根の利害関係のない医学生のぼくには、ぶっちゃけトークで文句が言えたのでしょう。ぼく個人にはなんの利害関係もなく、おそらくは生涯ともに仕事をする可能性も、ぼくがそのような恨みつらみ情報を他の医者にリークする可能性もほとんどゼロですから。

「コメディカルは医者にたくさんの不満をもっている。しかも、それを言えないでいる」という事実。どこに行っても怨嗟《えんさ》の嵐。その怨嗟を抑えこんでの、表面的な従順さ。このような事実を初めて知ったぼくは、世間知らずの医学生の乏しい世間知を総動員して考えました。「なぜ、そうなんだろう」。

ぼくは米国で五年間研修医をやっていました。確かに米国でも医者の権力は他の医療者よりも強く、医療者たちは「モノ申す」ことをはばかる雰囲気ももっていました。しかし、それは典型的な日本の病院よりもずっと緩やかで、病院では多職種たちの活発な議論が行われていました。

ちなみに、ぼくが初期研修を行った沖縄県立中部病院(ＯＣＨ)も、日本では例外的に医療職の声がよく通る病院だったと回想します。ＯＣＨはハワイ大学と連携して伝統的な米国的医療研修を重ねてきました。というか、沖縄自体、一時米国の領土でしたし。ぼくは病院のヒエラルキーの最下層、インターン(一年目の研修医)として、臨床検査技師に、ナースに、たくさんのお説教をいただき、お叱りを受けました。

これは東北での学生実習に次いで、大きな学びをいただいた濃密な学習時間でした。**「他者の言葉」というのはこたえるのです。**とても学びになるのです。だから、ぼくは患者さんから叱られた体験はすべて逐一よく記憶しています。患者さんや家族から叱られることくらいこたえる体験はありませんから。

日本の伝統的なヒエラルキーでは、各医療職が医者に物申す文化がありません。今でもなにか院内で問題が起きたとき、ぼくは「それは主治医に言ったほうがいいよ」と言いますが、コメディカルは「いや、私の立場から申し上げるのはちょっと……」と口をつぐみます。

ぼくらは抗菌薬適正使用プログラム「ビッグガン・プロジェクト」を神戸大学

で立ち上げましたが、これは臨床検査技師や薬剤師が医者にものを言いにくい文化を反映させ、彼らのデータを医者(感染症内科の医者など)が、代弁して抗菌薬適正化を促す、というプログラムです。日本の「物言えぬ」文化ではとても有効なプログラムですが、そもそもそのような雰囲気があるのが問題でして、将来的には臨床検査技師や薬剤師が医者と丁々発止の議論ができるのが理想的だと思っています。

ナースは、例外的に医者に「物申す」ことが可能な医療職です。もちろん、そこにはいろいろな制限はあるでしょうが、そうは言っても他の医療職よりはずっと「ぶっちゃけ」トークしやすい。まあ、病棟で一緒にいる時間が長い、という物理的な理由もあるでしょうし、ナースの(定型的な)「準主役的」立場がそうさせているところもあるでしょう。その特権的な立場が、皮肉にも他の医療職がナースに「ものを言いにくい」遠因になっているとぼくは推測します。ま、ナースは医者のように「恨まれては」いないですけど。

このヒエラルキーを打破する方法があります。**それはナースが他の医療者の言**

葉に耳を傾けることです。相手の言葉をよく聞く人にこそ、人は口を開くものですから。あまり他の医療者とコミュニケーションのなかったあなた、ぜひいろいろ話を聞いてみてください。「そんなの前からやってるわ」というあなた。他のナースにも同じことを勧めてみてはいかがでしょう。

解決法② パートナーと話す

日本の医療機関はおおむね形式主義で、キーワードが仕組みにぶち込んであると満足してしまいます。「多職種連携」という言葉はどこの病院でも使っていますが、実践している病院はそう多くはありません。キーワードが単なるスローガンと化していることがとても多いのです。

だから、多職種が集まる会議でも発言するのは医者ばかり。ナースはその次、他の医療職はおおむね沈黙……というパターンはめずらしくはありません。他の医療職が発言しまくる雰囲気をつくり、キーワードに「実質」を与えることが大事です。その「実質化」の最大の責任は医者にあるとぼくは思いますが、ナースにもできることはたくさんあるはずです。その一番手っ取り早い方法は「話を聞く」耳をもつことでした。会議なんかでは、「あなた、どう思う？」と発言を促し、相手の言葉に耳を傾けることが大事です。もちろん、必要なときは「それって看護部的にはちょっと……」と立場性を出すことで、発言を否定しないことも大事です。

ちなみに、「あなた」という二人称は手持ちの辞書（大辞林〔三省堂〕『スーパー大辞林3．0アプリ版』）によると、「きみ」の軽い尊敬語。やや気がねのある、ある距離を置いて接する場合に同輩または同輩以下の人に対して用いる。普通、目上には使えない。「――はどうなさいますか」親しい男女間で相手を呼ぶ語。特に、夫婦間で妻が夫を呼ぶ語。「――、ご飯ですよ」（相手が女性の場合「貴女」、男性の場合「貴男」とも書く）とあります。時に「同輩以下」に使うこともあるので、必ずしも尊敬語ではないことに要注意。「あなた、どう思う？」も上手なイントネーションで使わないと、相手を見下げた発言になってしまいます。声のトーンやイントネーションは、メッセージを相手に伝えるうえでとても重要で、誤解のもとにもなりやすいです。「あなた」は特に難しい。気をつけましょう。

パートナーとの会話、成立していますか？

で、「あなたー、ご飯よ〜」の「あなた」は配偶者に用いる「あなた」です。先ほど、「配偶者との対話」は役に立つ、という話をしました。どういうことでしょうか。

まずはその前に〝そもそも〟論。そもそも、皆さん(に配偶者や彼氏・彼女がいたとして)、会話、成立していますか？　夫婦の間に会話がない、という夫婦は案外多いのだそうです。新婚当初はあんなに仲がよかったのに、子育てやあれやこれやに奔走しているうちに、時間がたって〝なあなあ〟な関係になって会話がなくなる、という夫婦はめずらしくありません。

で、そんな場合、夫婦間のコミュニケーションをもっとよいものにしたいと思いませんか？　余計なお世話ですか？

夫婦円満の鍵はコミュニケーションです。そして、夫婦のコミュニケーションはコミュニケーションの基本形です。医療におけるコミュニケーションもその延長線上にあるのです。夫婦間のコミュニケーションがうまくいかないのに、医療現場でのコミュニケーションがうまくいくはずがありません。

「そんなことはない、うちはダンナとの会話はゼロだけど、職場でのコミュニケーションはうまくいってる！」という方もいるかもしれません。

しかし、それは「うまくいっている」の基準が低いからだとぼくは思います。

ぼくは感染症屋なので、いろいろな病院の感染対策を見せてもらう機会があります。そのとき〝わずか数秒で〟この病院の感染対策はうまくいっているか、イケてないかを見きわめる方法があります。

その病院の感染対策責任者や病院長に、「おたくの感染対策、いかがですか」

と聞けばよいのです。

「うちはちゃんとできてますよ」と言われれば、そこはほぼ全例**"ちゃんとできていない"**病院です。**「うちはがんばっているんですが、まだまだです」**と言う**病院はかなり"ちゃんとできている"**病院です。"できている"のハードルの高さが低い病院はマニュアルを作って、加算の要件を満たせば"できた"と勘違いしてしまうのです。"ちゃんと"感染管理を行うのがいかに難しいか熟知している病院は、理想的なゴールがまだまだ遠いことを知っているから「うちはまだまだ」となるのです。

コミュニケーションも同様で、「私は医療現場でコミュニケーションちゃんとできてますよ」という医療職は(ナースに限らず)、ほぼ全例、コミュニケーションに改善点がたくさんあります。「できる」のハードルが低いのです。

ロジカルに考えるためのスタート地点は「言葉の意味を、本当の意味を考える」ことにあります。表面的な"できる"という言葉に満足せず、"できる"という主観的な表現がいったい何を意味しているのかを考えると、前述のような、一見逆説的な結論が導き出せるのです。これはほとんどすべての領域について使える、ある種、必殺の評価方法です。ぜひ試してみてください。

うまくいくコツは相手の話をとにかく聞くこと

夫婦の会話がうまくいく方法は簡単です。「相手の話をもっともっと聞いていたいモード」になることです。ここでもまず「話すこと」より「聞くこと」なんですね。

とにかく**配偶者の話をよく聞きましょう**。そして**「もっと聞きたい」というメッセージを出し続けましょう**。それは「ふんふん」といううなずきでも、「それってどういうことなんだろう(だからもっと詳しく教えて)」という首をかしげた表情でも、「それで?」という一言でも、「それってどういうこと?」という質問でも、なんでもかまいません。とにかく、相手の言葉を聞きたい、聞きたい、というメッセージを送り続けるのです。

夫婦の会話がうまくいかない最大の理由は「あなたの言うことは聞き飽きた」というメッセージが、そこはかとなく出されてしまっているからなのです。話を聞きたくない相手には沈黙するのが当たり前です。

そして、配偶者に対して「もっと聞いていたい」メッセージを言葉で、表情で、態度で示すことがちゃんとできている人は、職場でも同僚や他の医療職や上司や部下や患者さんにも、「もっとあなたの話を聞きたい」メッセージを言葉で、そしてノンバーバル(身振り手振り)な方法で示すことができるはずです。配偶者にそれができない人は……おわかりですね。ほら、配偶者との会話の善し悪しは、職場での会話に見事にリンクしているのです。

大切なのは、「聞くこと」です。聞くためには相手に対する好奇心が旺盛でなくてはなりません。その好奇心をいかにドライブし続けるか、が大切なのです。

「聞く」態度をドライブするのは、もちろん好奇心です。愛の反対は無関心、無関心の反対は好奇心。好奇心は愛の潤滑油なのです。

世の中にはおしゃべりの好きな人と、しゃべるのが苦手な人がいます。でも、どっちでも関係ありません。おしゃべりな人はこちらが促さなくてもどんどんしゃべってくれます。寡黙な人は、こちらも沈黙して促してあげれば、少しずつしゃべってくれます。「あなたの話をもっと聞きたい」というメッセージは万能なのです。

そして、ここが重要なのですが、「あなたの話をもっともっと聞きたい」というメッセージを出し、相手の話をちゃんと聞いてくれる人であれば、相手も話を聞いてくれるものです。そのタイミングで、今度はあなたが配偶者に言いたいことを言えばよいのです。

「相手の話を聞く」ときに大事なのは、話の腰を折らないことです。途中で意見を差し挟むのはよくないです。「その話はもう聞いた」と退屈そうにするのももちろんダメ。落語なんかが典型的ですが、同じ話だって何度聞いても聞きがいはあるのです（要は心のもちようです）。

ぼくなんか、特殊能力をもっていて、「同じ話」を何度聞いても楽しく聞くことができます。ま、つまり、忘れっぽいので過去に聞いた話も忘れちゃってるんですね。何度同じ話を聞いてもフレッシュに聞き直せる特殊能力……と、肯定的に捉え……たい。

というわけで、配偶者とのコミュニケーションはすべてのコミュニケーションにおける基本です。これができて、はじめて次のステージに行けるのです。

解決法③ 患者さんと話す

配偶者とのコミュニケーション問題を解決したあとで、次にお勧めしたいのが、患者さんとのコミュニケーションです。

もちろん、ナースたるもの、患者さんとのコミュニケーションは得意とするところです。これに比べると医者なんてまったくダメでして、多くの患者さんの問題は医者によっては吸い取られません。あとでナースがこっそり、「じつはあの患者さん、こんなこと言ってましたよ」と医者に耳打ちするのです。患者さんから見ると、医者よりも圧倒的にナースのほうが相談しやすく、他の医療職よりもナースのほうが相談しやすいのです。

病院で患者さんが一番心を開いて相談できる相手がナースです。間違いありません。さて、そこでお勧めしたいのは、**「医療・医学と何の関係もない、診療治療にほとんど役に立たない話にのめり込んでください」**ということです。

「傾聴」が大事とはどの看護の教科書でも教えるところです。医者向けの教科書でも最近ではそう教えます。フツウのナースなら、そこで医学・医療的な側面から傾聴します。少し優れたナースなら、そこに社会心理的側面なんかを加味するでしょう。

さらにレベルを上げるのならば、「自分が思いもしないような内容について話を聞きたい」と考えてみましょう。「〇〇について聞こう」と思っている限り、それは「自分の知っている範疇について聞きたい」になりがちだからです。**医者についてもナースについても、わりと観察されるのは「自分に了解可能な話しか、聞かない」という態度です。**それ以外は捨象……「なかったこと」にされてしまいます。

例えば、患者さんの職業を聞くとき、「今は無職ですが、昔は会社員でした」と答えたとしましょう。医者もナースも多くの場合、ここで止まってしまい、「そうか、元会社員か」で終わらせてしまいます。

「会社員というと、具体的にはどんな仕事をしていたんですか」

「いや、船舶関係の」

「といいますと」

「○○造船で、昔は潜水艦を作ってたんだ」

「潜水艦って、戦争に使う？」

「そう」

「今でも作ってるんですか」

「オレは作ってないけど、今でも日本で作ってるよ」

と、こういう会話は医療と何の関係もありません。九九%のナースにとって、潜水艦のトピックは関心のないトピックだと思います。**でも、そのような「私の知らない世界」が、知らなかった世界への窓を開けてくれるのです。**その窓を閉じたままにするか、開けてみるかはあなた次第です。患者さんの窓を開けてみると、知らなかった世界が開けてきます。これを「快感」と感じることができれば、新しい知の体系にアプローチすることができます。

こっからが〝本当のロジカルシンキング〟の萌芽です。逆に、これができなければ、自分の世界の外に目を向けることができなければ、ロジカルシンキングは形式的なスローガンにすぎず、いつまでたっても自分の世界観、自分の価値観の枠内でしかものを考えられません。どちらがベターかは、言うまでもありません。

第4章

ハウツー思考をやめよう

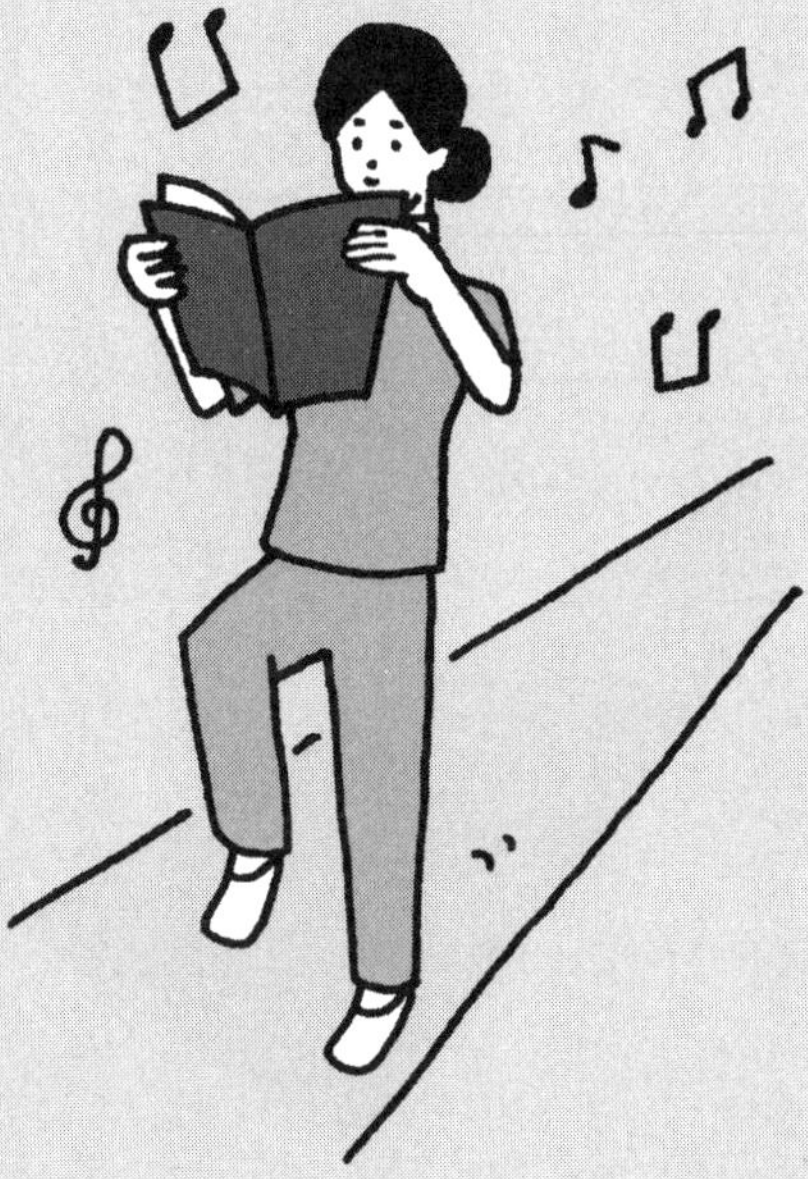

ハウツー思考をやめる方法

「ナースがロジカルに考えられるように教えてほしい。ナースというとハウツーものばかりで、〝結局どうすればいいの？〟式の知識しか得られていない。マニュアル思考になっているんです。そうではない形で論理的に物事が考えられるようにしたいのです」と、ある方に頼まれました。

「なるほど、わかりました。では」といろいろ説明してみたのですが、どうもお気に召さなかったようです。

「岩田先生、そういう回りくどくて面倒くさい話ではなくて、〝結局どうすればよいか〟わかりやすく教えてほしいんですが……」

おいおい、それじゃ、そのまんま「ハウツー」じゃん。マニュアル思考にならないためのマニュアルなんて求めてどうすんの？　とぼくはのけぞってしまったのでした。ドジャーン。

この「結局どうすればよいの？」という質問。わかるんです。そう聞きたくなる気持ち。とりあえずどうすればよいか、それだけ、エッセンスだけ、ポイントだけ教えてちょーだい。楽だから。腕を振って足を上げてハウツー、ハウツーって、これ元ネタわかんないですよね(なら書くなよ)。

いずれにしても、ことほどさようにナースの皆さん、ナースの社会にはハウツー思考、マニュアル思考が染みついています。染みついていることすら自分で気がつかないほどに。時々汗をかくと汗臭い自分に気がつきますが、染みついて常態化した体臭は自覚できないんです。

常態化した体臭を消すには意識的に引き剝がす工夫と努力が必要です。といっても一朝一夕に〝体臭〟を変えるのは難しいですから、具体的な行動パターンから始めて、だんだん変わっていく必要があります。ま、最初はやっぱりハウツーってことですかね。

〔「結局」という言葉を使わない〕

まず提案したいです。**「結局○○ってことですよね」という「結局」を言わないようにしましょう。**「結局～」という言葉には思考停止があります。これ以上考えない。複雑なことも単純化して、わかりやすくしてしまう。「結局これってセクハラじゃないですか～」というセリフはすべての問題をチャラにしてそれ以上議論も考察もしなくてよい、という態度が透けて見えます。「これをセクハラと判断する根拠はいったいどこにあるんだろう」と質問を重ねていくのがロジカルな態度になります。

ロジカルでない物の考え方の特徴に「安易なレッテル貼り」があります。思考をやめ、ロジックを捨ててレッテルを貼ってオシマイ、ってやつです。その象徴的な言い方が「結局これって～」という口調になるんですね。

「外来の看護、こんなふうにしたらよいと思うんですよ」

「それは先生が医者だからそういうんですよ。看護の世界はそんなもんじゃないんです」

というふうに、「医者だから」というレッテルを貼ってしまえばこれ以上の議論は不要ですよ、という最後通告にすることができます。これは立場の表明でもあります。立場を表明してしまうと言動がイデオロギー的になり、思考停止的になります。私の立場だからそうなんだ、ではなく、どんな立場にあっても大切なのはなんだろう、という党派性を捨てた思考のほうがより深みがあり、よりロジカルです。

というわけで、今日から、「結局〜」と言うのはやめましょう。口調を変えるだけで思考の方法は変わってくるものですよ。

「こういうとき」と「こうする」の間に「なぜならば」を挟む

ハウツー思考にならないためには、**こういうときは、こうするという「こういうとき」と「こうする」の間に「なぜならば」をかませせましょう。**必ず自分たちのルーチンワークにも根拠を差し挟むのが重要です。「こういうときは、こうする」から「こういうときは、こういう理由で、こうする」と加えるのです。あるいは「本当にそうなのだろうか」という疑問を挟んでもよい。そもそも前提が間違っていることだってあるのですから。

「if」をかませる

しかし、これだけだったらやっぱりハウツーのバージョンアップにすぎません。

次にやりたいのは、**「では、こうしなかったら、どうなるのか」という「if」**

をかますことです。

歴史にｉｆはない、なんて言い方があります。しかし、じつは歴史にｉｆは〝ありまくり〟なのです。そのような実際には起きなかったｉｆの世界を想定することで、どうして今の歴史はそうなっているのかがよりビビッドに理解できるのです。

「原爆が落ちたから戦争を終わらすことができた」みたいな言い方をすることがあります。こういうときも、それを正しいとか間違っていると直感的に判定するのではなく、「では、原爆が落ちていなかったら戦争は終わらなかったのだろうか」という〝歴史のｉｆ思考〟で考えます。こういう想定問答を繰り返すと深みのある思考、よりロジカルな思考が可能になります。

「あのとき適切な検査をしていたら、患者さんが急変することはなかったのに」

患者さんが急変したとき、このように他の医療者をなじる人がいます。これだと検査をしなかった主治医を攻撃して、それでオシマイ。議論に深みは出ません。

そうではなく、

「あのとき私が主治医だったとしたら検査していただろうか。もし検査をしていたとしたら、それはどのような根拠でどのようなタイミングで可能だったのだろうか。そもそも、検査をしていたら患者さんは急変せずに済んだのだろうか」

と考えるのです。

例えば、院内肺炎を起こした患者さんがいて、「毎日胸のCTを撮っていれば、肺炎を起こさずに済んだのに」というコメントがあったとしましょう。本当でしょうか。CTを撮ってもやはり翌日肺炎が起きる可能性は回避できませんから、検査を増やしても医療費や臨床検査技師たちの手間がかさむだけでリスク回避には役立たなかったかもしれません。余計な放射線曝露によって、患者さんにとってはむしろ有害だった可能性すらあります。

起きてしまった事例について、批判的にものをいうのはカンタンです。あと出しジャンケンですからね。こういうときも「起こってしまったこと」だけに注目するのではなく、「では、異なる条件であればどうなっていたか」というｉｆを考え、いろいろなシチュエーションを想定し、「実際に起こらなかったこと」を想定する。これがロジカルシンキングの第一歩です。ロジカルに考えるには感情が大事と言いました。加えて言うと、**ロジカルに考えるには想像力が大事なのです。**想像力に乏しい人はロジカルに考えることができません。

実際に起こらなかったｉｆを考えるときは、起こりうるすべての可能性を網羅的に想定し、想像する必要があります。だから、かなり大きな想像力を必要とします。

ｉｆを考えるときは、「逆サイド」に気をつけましょう。

人間、ある仮説にとらわれてしまうと一方向のリスクのみに気を取られてしまい、「逆」が見えなくなってしまいます。例えば、「ＣＴを撮っていれば肺炎が防げたかもしれないのに」という思いで頭がいっぱいになってしまうと、「でも、そんなにＣＴを撮ってたら放射線のリスクが出てくるのではないか」という「逆のリスク」が想定できなくなります。

一つの仮説に頭がいっぱいになった状態で想像力は発動しません。仮説は仮説。そこに飛びつかずに、「そうではない可能性(仮説)」も必ず考えるようにします。

CTを撮る利益 —— CTを撮るリスク

CTを撮らない利益 —— CTを撮らないリスク

と両方の利益とリスクを考えると四つの可能性、二×二のマトリックスができます。

最初は必ずこのような「やる」「やらない」と「利益」「リスク」という二×二の表を作る練習をしましょう。そうすれば一つのリスクで頭がいっぱいになって、反対側のリスクがお留守になる誤謬《ごびゅう》を回避できます。同じように、ワクチンを打つ利益、打つリスクを考えるときは、逆のワクチンを打たない利益、打たないリスクも必ず考えましょう。こういう思考ができないと、〝トンデモ〟になってしまい、ファンダメンタルな(原理主義的な)ワクチン反対派になってしまいます。そういう一方向のリスクばかりにこだわっているとだんだん被害妄想的になり、すべてはワクチンのせい、郵便ポストが赤いのも、電信柱が高いのもみーんなワクチンのせいとか言い出しかねません。言わないか。

慣れてくれば、このような二×二＝四つのマトリックスよりもさらに多くの可能性を想像できるようになります。

CTではなくレントゲン写真ならどうか。
喀痰検査だったらどうか。
予防的に抗菌薬を出すのはどうか。

ほらね、いろいろ出てくるでしょ。このようにｉｆをどんどん想定していきます。起こりうることはすべて検証するのが肝心です。

検証するためにはデータを参照しなければなりません。そこで先行研究が必要になります。論文を読むことが必要になります。論文を読むには英語力が必須です。英語については第15章でお話しします。

〔漏れなくダブることなく考える方法：MECE〕

こういう考え方を業界用語ではMECE《ミッシー》なんて呼んだりします。mutually exclusiveand, collectively exhaustive の略です。要するに漏れなくすべてのことを、ダブることなく考えようぜってことです。

ダブることなくってことはどういうことか。つまり

CTを撮る

の反対は

CTを撮らない

ですよね。ダブリはありません。でも、

肺炎がある

の反対は

肺炎がない

です。でも、

肺炎がある

と

心不全がある

はダブリがないとは限りません。実際には肺炎があって、かつ心不全がある患者さんだっているからです。実際、「肺炎を診断しました」を「心不全はありません」と勘違いしている医者はわりと多いです。もともと心機能が悪い患者さんは肺炎をきっかけに心不全になったりするものです。mutually exclusive とはそういうことです。

でも、ミッシーなんて業界用語を暗記する必要はありません。要するに「全部の可能性を考えろ、ダブって考えるな」という話が了解でき、納得できていればよいのです。

日本の医療者は暗記するのが得意で、あと外国の概念にコンプレックスがある人が多いので（特におじさん、おばさん世代。ま、ぼくもとっくにおじさん世代なので mutually exclusive じゃないですが）、ミッシーなんてコンセプト用語、業界用語を聞くとすぐにメロメロになって暗記しようとしてしまいます。で、暗記はするんだけど実際にはできていない。〝論語読みの論語知らず〟なんですね。

業界用語なんて知らなくたって少しも恥ずかしくはありません。「そんなの知らない」と堂々と言いましょう。ミッシーとか言っても実際に実行できていない論語読みの論語知らずよりは、ずっとそのほうがましです。ソクラテスの無知の知といいます。知らないことを自覚できているほうが、知っているような知ったかぶりよりずっとよい。

第5章

上手に質問する方法

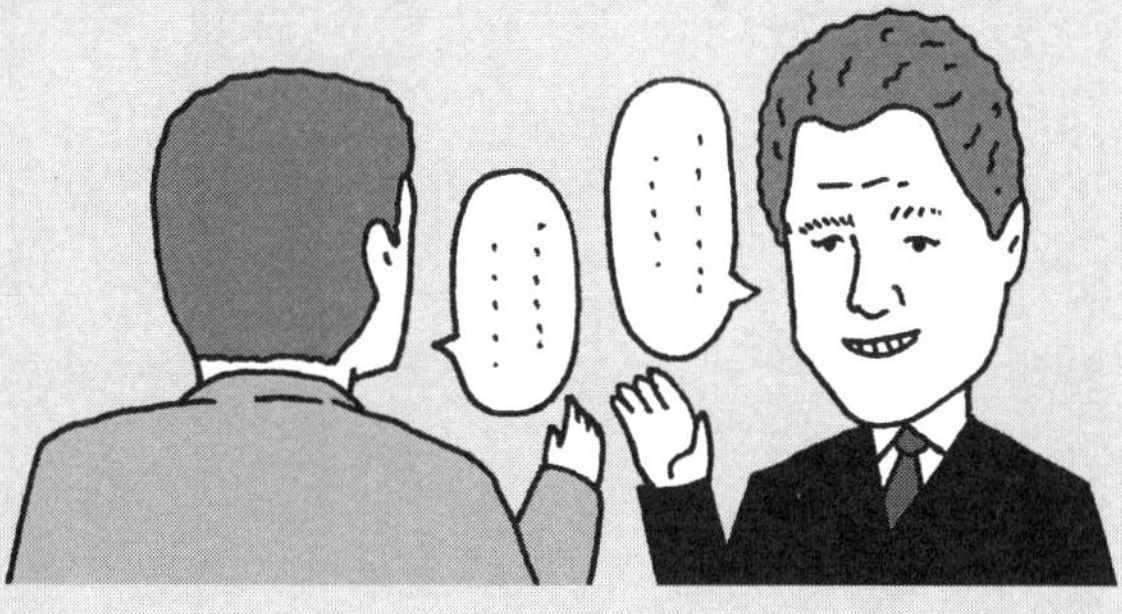

Whyが一番、偉いわけ

アメリカでは「悪い質問なんてない。されていない質問を除けば」なんて格言があります。

There is no bad question, except for the one not asked.

でもこれはまあアメリカ人特有の方便でして、本当のことではありません。アメリカ人は本音と建前を使い分けるのです。要するに、アメリカでも〝質問をすることが大事ですよ〟って強調しないと質問が出てこない、ってことなんですね。〝質問はどんどんしてください。怖がることはありませんよ。どんな質問だってよい質問です、悪い質問なんてありません〟……こうやって皆が質問をどんどんしてくれるように促すわけです。

けれども、実際に〝よい〟質問をするとアメリカ人は That is very good question. と言いますからね。よい質問があるってことは悪い質問があるってことです(そうでなければ〝よい〟質問は存在できません)。

質問にはイエス・ノーで答える質問もあります。「タバコ吸いますか?」って感じの質問で、問診票というか、チェックリスト的な質問です。これはあんまり質が高い質問とはいえません。なにしろ選択肢は二つしかありませんからね。

もう少し質を高めるのであれば、「どのくらい?」という「程度の質問」に置き換えたほうがよいでしょう。Do you smoke? ではなく、How many cigarettes do you smoke? とか、When did you start smoking? といった感じで。量の程度、時間の程度を聞くわけです。

5W1Hってのがありますね。あのうち、「What」「Who」「Where」「When」は、それほどレベルの高い質問ではありません。「何が起きたの」「だれがやったの」「どこで起きたの」「いつ起きたの」は、あまり考えなくても知ってさえいればカンタンに答えが出せるシンプルクエスチョンです。より質の高い質問は「程度」を問う問題、つまり「How much」「How many」「How long」といった質問です。

しかし、もっと質の高い質問があります。それは、**Why「なぜ」と問う質問**です。これが一番レベルが高い。ナースがロジカルに考えるためには質問を重ねていくことが大事でした。一番ロジカルになるのに手っ取り早いのは、5W1Hのなかで Why に特に注目して質問することなのです。

When（いつ）の質問は、答えが出たら、そこで終わりです。

「看護師さん、頭痛いんですけど」

「いつからですか」

「今朝からです」

はい、おしまい。ですね。しかし、

「看護師さん、眠れないんですけど」

「どうしてですか？（Why）」

は、パワフルで質の高い質問です。もっと質を高くするなら「どうしてだと思いますか？」と患者さんの解釈を尋ねることですが、ま、それは今はいいです。

「じつは悩みがあるんです」

はい、答えが返ってきました。しかし、これではまだ「本当のこと」はわかりませんね。

「なぜ悩んでいるんですか？」

「じつは人間関係で悩んでいるんです」

「具体的にはどういう人間関係の悩みですか？」

「私、嫁なんですけど、姑にいじめられているんです」

「なぜいじめられているんです？」

「じつは舅が変な目で私を見ていて、時々お風呂をのぞいてくるんです。それで嫉妬した姑にいじめられるんです」

はい、ここでようやくコトの本質がわかりましたね。よって、この患者さんにとって大切なのは〝どうやって舅の色目を回避して姑からいじめられないようにするか〟、という策を検討することなんですね。

もし質問をしなかったらどうでしょう。

「眠れないんですけど」

「そうですか、じゃ、先生に睡眠薬を出してもらいましょう」

で終わっていたかもしれません。これでは真の問題にはたどりつけませんし、睡眠薬は患者さんの(真の)問題を解決してはくれません。

医者もナースも質問に答える訓練ばかりを受けてきて、「質問をするトレーニング」を受けていない話は第1章でしました。だから、上手に質問できないんです。上手に質問するということはWhyを使った質問をすることです。それも何度も繰り返すことです。納得いくまで。

トヨタ自動車では、問題が生じると「なぜ」を五回繰り返すのだそうです(http://www.attax.co.jp/cbc/sonshi/post-108/ 閲覧日二〇二一年一月五日)。「機械が故障した」「じゃ、直そう」ではなく、「なぜ壊れたのか」「劣化していたから」。「なぜ劣化したのか」「点検に不備があったから」。「なぜ点検に不備があったのか」「点検システムが構築されていなかったから」。「ではなぜ……」と繰り返すのです。こうやって五回くらい繰り返すと、たいていの問題の「本質」が見えてくる。

しかし、医者もナースも質問をする訓練を受けていませんから、「なぜ」が出てきません。さっきの患者さんにも、ほとんどの医者は黙って眠剤を出してしまうことでしょう。特に医者は「質問に答える訓練」を徹底的にやっているため、すぐに答えを出したがる悪癖があります。答えを出すスピードが速いほど受験では成功確率は高いですからねえ。すぐに答えを出すということは、本質には近づかずに目先のソリューションで満足してしまう、ということです。不眠↓睡眠薬のような。

繰り返しますが、Who とか What なんて〝程度の低い〟質問なんですよ。大事なのは「なぜ」インシデントが起きたのかを問うことです。そして、繰り返し、納得いくまで問うことです。

「患者さんに共感しなさい」は本当？

よく「患者さんに共感しなさい」なんて言うじゃないですか。あれ、ウソですよ。安易に共感してはいけません。例えばさっきの患者さん。

「看護師さん、眠れないんですけど」

「そうなんですか。つらいですね〜」

なんて共感的な態度をとってはダメです。だって、あなたはまだこの患者さんが何に苦しんでいて、「なぜ」つらいのかわかっていないのだから。患者さんも「あんたに何がわかるのよ。オコプン」となってしまうでしょう。オコプンっていうかどうかは知らないけれど。

なので、大切なのは「共感できるまで、納得するまでwhyを重ねていく」ことにあります。そして納得いったところではじめて「そうですか〜それはつらいですよね〜」と共感的な態度が出てくるのです、自然に。

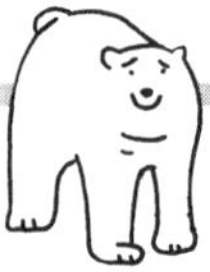

COLUMN

第6章

「なぜなら（because）」が大切な理由

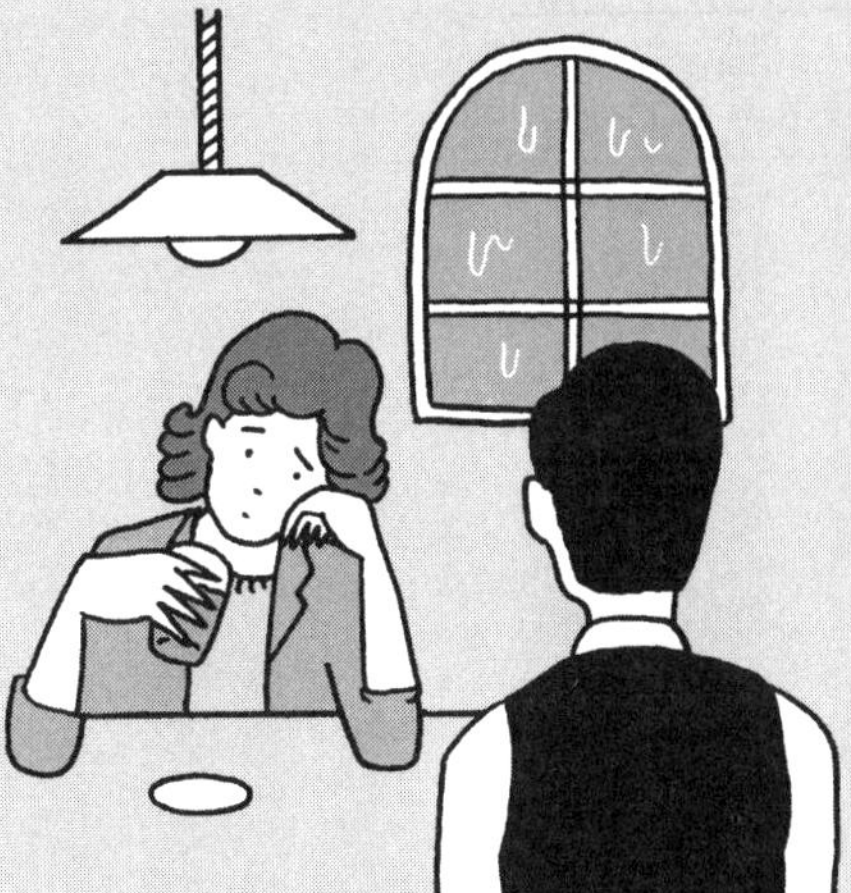

becauseが大切

唄わないで下さい♪　そ〜の〜歌は♪
別れた〜あの人〜を想い出すから♪

これは「氷雨」という演歌です。「ザ・ベストテン」というテレビ番組のタイトルを聞いて「ああ」と思い出す世代は「氷雨」もご存じでしょう。現在では信じがたいことですが、当時は演歌も普通にヒット曲だったのです。
さて、この文章は見事に論理的な文章です。これを英語で言えば、
Don't sing that song, because it reminds me of him I broke up with.
とでもなりましょうか。これは因果関係を意味する接続詞の構文なんですね。
A because B
ってやつです。

日本語では「思い出すから」の「から」が、becauseという因果関係を説明する接続詞の代わりをしてくれています。厳密にいうと「から」は接続助詞というそうです。

イギリスに住んでいたとき、それからアメリカに住んでいたとき、人々がやたらと「because～」を連発するのを興味深く思っていました。自分たちの行動原理をいちいち説明しないと気が済まないんですね。日本人は、自分たちがどうしてそういう行動に出るのか、細かく説明する必要を(あまり)認めません。「なぜなら」と理由を連発するとむしろ、「うるさいやつだ」「理屈っぽいやつだ」と敬遠されがちです。

しかしながら、「から」という接続助詞に代表されるように、日本人もきちんと行動の動機、理由づけを説明しているのです。欧米人に比べるとずっとやんわりと、ですが。

昔、日本語は非論理的な言語だと言った人がいたそうですが、そんなことはありません。日本語は十分に論理的な言語です。というか、論理的でない言語など存在しません。

しかしながら、「なぜなら」というわかりやすい接続詞を連発せず、「から」のような控えめな接続助詞を代わりに使う傾向があるのは事実です。因果関係や動機づけを説明するときも、欧米に比べるとずっと慎ましやかに説明するんですね。なので、注意深く聞いていないと非論理的な言語だと誤解してしまいます。

いずれにしても、日本語でも十分に論理的にしゃべることは可能です。もし、われわれのしゃべる言葉が非論理的になっているとすれば、それは言語のせいではありません。しゃべっているわれわれのせいなんです。

唄わないで下さい♪　そ〜の〜歌は♪
別れた〜あの人〜を想い出すから♪

JASRAC　出　2100101-101

はとても論理的な日本語の演歌です。文章のまえとあとがうまく(隠れた)becauseでつながっており、理解納得可能だからです。よく考えてみれば、becauseってwhyに対する回答ですよね。whyが大事……というからには、becauseも大事に決まっています。

しかし、「because」が(ほぼ)常にある英米の言葉に比べ、それを無意識的に省略してしまえる日本語の場合、文章が非論理的になっていても気づかない、ということは往々にしてあるのです。

子どもが勉強しないから、塾に行かせよう。

これなんか、よくある非論理的な文章の一例です。ええ？　これのどこがいけないの？

子どもが勉強しない。これは子どもが自主的に勉強したがらない、あるいは言われてもやらない、やりたがらない、という状況を意味しています。学習に対する子どもの自主性や主体的なコミットメントの欠如、不足が問題なのです。その自主性や主体性の問題が「強制的に塾に行かせる」ことで解決するわけはありません。強制的な学習によって学校の成績は若干よくなるかもしれませんが、学習に対する受動的な態度は強化されこそすれ、強制的な学習によってよくなる可能性はきわめて低いでしょう。

しかし、「勉強しない」「塾に行かせる」を何となくつなげてしまうことによって、このような非論理性は見えにくくなってしまいます。こういうときに「ほんまかいな」と違和感を感じることができるようになれば、ロジカルシンキングの能力はかなり高くなっていますよ。

いずれにしても、論理的な言葉を使いたければ、心のなかでこっそり、「because」という接続詞を入れてみることをお勧めします。

あえて非論理的な言葉遣いをして、その〝違和感〟を楽しむ、という高等技術もあります。この場合は、本来のロジカルな文章がわかっているというのが前提です。何がロジカルかがわかっていないと、イロジカルな文章の〝違和感〟を感じ取ることができませんから。

子どもが勉強したがらないときはどうする？

子どもが勉強したがらない場合には、どうしたらよいと思いますか。ぼくの意見では解決策は二つあります。

一つ目は、待つこと。

二つ目は、親自身が勉強すること。楽しそうに。

「馬を水飲み場に連れて行くことはできるが、水を飲ませることはできない」という言葉があります。主体性を強制することはできません。主体的な勉強は自分の心のなかからしか出てきません。「勉強しろ」と言えば言うほど、勉強は受動的にしか起きなくなるのです。だから、「勉強したい」と思うようになるまで辛抱強く待つことが大事です。場合によっては何年でも。

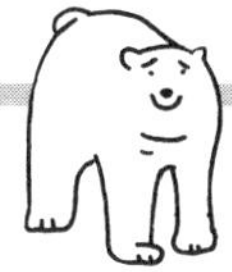

COLUMN

それだけだと、さすがに不安だという人は、子どもを勉強させるのではなく「自分が勉強する」のがよいです。楽しそうに。最初は楽しい「ふり」でもよいですが、できれば自分自身勉強を楽しんだほうがよい。基本的に、自分にできないことは、他の人にさせることなんてできないんです。

ぼくの父親は本を読むのが大好きで、本棚にはたくさんの本が入っていました。書棚の本をとって読むのが、小さいころのぼくにとってはとても楽しいことでした。親が読書をしていると子どもも自然に読みたがるようになります。ぼくも奥さんも本を読むのが大好きで、うちにはたくさんの本があります。それを見て、うちの子たちも(執筆時点で四歳と二歳の娘)絵本を読むのが大好きになります。もちろん、親も子どもに絵本をたくさん読んであげます。

いくら子どもに「読書しなさい」と説教しても、当の親がテレビとかゲームとかばかりでは読書の習慣は促されません。同様に、「勉強しろ」

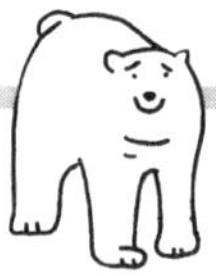

COLUMN

と言っても、親が不勉強、無勉強ではそういう雰囲気は出てこないんです。

だから、ぼくはなが〜い目で見ると子どもを塾に行かせるのは、勉強に積極的に取り組ませるためにはむしろカウンタープロダクティブ(逆効果)だ、とすら思っています。ぼくは世界中の医学生を指導してきましたが、日本の医学生は主体的に勉強できない人が多いですね。試験とか、何かの条件づけ(ごほうびとか)がないと勉強しない。勉強そのものを楽しむ、呼吸をするように勉強する習慣がない人が多くて、むしろ勉強は「他の対価を得るための、仕方がない苦痛」だと思っている人が多いように思います。

becauseでつないでもうまくいかないとき

しかし、だからといって「becauseさえつけときゃええんや」というわけにもいきません。例えば、こういうロジカルシンキングの話をしていると、必ずと言っていいほど指摘されるのが次のような反論。

「ロジカルシンキングとかよりも、患者さんのことを考えてあげることが大事なんじゃやないの？」

あるいはこういうのもあります。

「大事なのはものではない、こころなのだ」

どちらも一見、ごもっともなコメントのように聞こえなくもありません。

しかし、この二つのコメントは、典型的な「非論理的なコメント」なんです。

なぜか？

最初のコメント「ロジカルシンキングとかよりも、患者さんのことを考えてあげることが大事なんじゃないの？」には、いくつかの論理的な誤謬があります。まず、「ロジカルシンキング」と「患者さんのことを考える」が対立概念なのかどうかの検討が不十分です。異なる二つの概念を比較するならば、「両者が異なっていること」が大切です。

「オムレツ」と「卵料理」は比較できませんね。オムレツとは卵料理の一部だからです。「クラシック音楽」と「合唱曲」も比較できません。クラシック音楽の一部に合唱曲が混じっていて、合唱曲のなかにはクラシック音楽もあるからです。というわけで、何か複数のものを比較したいときは、両者が重なっていないことが大事なんです。becauseでつなげてみただけではだめで、そのつなぎが「妥当である」ことをきちんとチェックしないといけないんですね。

たとえ重なっていなかったとしても、比べようがないものもありますよね。「サッカーボール」と「エプロン」とか比べようがありません。もちろん、「今、私はエプロンが欲しいわ。サッカーボールには興味ない」ということは可能でしょうが、変な文章になります(厳密に言えば、サッカーボールとエプロンのどっちを誕生日プレゼントに贈ろうかな、みたいな比較のしかたは可能なんですが、話ヤヤコチクなるので深入りしません)。

《「ロジカルシンキング」と「患者さんのことを考える」》

さ、話を戻します。「ロジカルシンキング」と「患者さんのことを考える」は比較可能でしょうか。ぼくは必ずしもそうではないと思います。なぜなら、「患者さんのことをロジカルに考える」ことは可能だからです(そして重要だからです)。両者はかぶることもあるわけで、このような対立概念として比較するのは無理筋なんですね。

それに、百歩譲って「ロジカルシンキング」と「患者さんのことを考える」が比較可能だったとして、その優劣を比較することに意味があるのでしょうか。どちらかのほうが優れた概念で、どちらかが劣っているのでしょうか。

そんなことありません。**ぼくなら「どっちも大事」と考えます。**そのほうがよい看護に結びつきますから。理由は簡単。**「非論理的で患者さんのことを考える看護」と「論理的だけど患者さんのことは考えない看護」に比べれば、「論理的、かつ患者さんのことを考えている看護」のほうがマッチ・ベターなのは明々白々だからです**（そして「非論理的で患者不在な看護」は最悪です、もちろんね）。

この手の間違いはわりと多いです。比較しようのないものを比較したり、優劣つけるのなんて意味のないもの、「あれか」「これか」ではなく「あれも、これも」にしたほうがマッチ・ベターなものを無理やり優劣つけてしまう誤謬です。

ぼくは感染症屋さんなので性教育をやるのですが、時々「コンドームとピルはどっちがベターか」というベタな議論をされる方がいます。意味のない話です。なぜなら〝コンドームもピルも〟活用すればいいわけで、実際、コンドームも破れちゃうこともあれば、ピルも飲み忘れちゃうこともあるわけで、両方併用したほうがマッチ・ベターなわけですよ。

だいたい、こういう優劣問題が生じる理由ははっきりしています。それは「何がよりよい方法か」というゼロベースな問題ではなく、「おれとあいつとどっちが偉いか」というヘゲモニー(主導権)争い、〝立場から見た〟立場争いになっているからです。

例えば、女性の権利を強調し、男性が支配権を得るのを嫌いなコテコテのフェミニストさんは「コンドームでは男性優位社会を誘導するから、ピルのほうが大事だ」みたいに言っちゃうわけですよ……。逆に経口避妊薬(ピル)は、女性の性の選択権なんて与えへんわ、な嫌味なおじさんたちのために長い間批判、否定の対象となってきたのでした(だから、バイ◯グラのほうがずっと早く承認されたのです)。

いずれにしても問題の根っこは「望まない妊娠や性感染症を回避する」なのですから、役に立つことはどんどん取り入れればよいのです。それがゼロベース思考。〝ピルか、コンドームか〟ではなく〝ピルも、コンドームも、その他の手法も〟なのです。役に立つ物はなんだっていいんだ！

こう考えてみると、ゼロベース思考の邪魔になるのがヘゲモニー争い、「あれか、これか」の問題になりがちってことがよくわかりますね。

さて、そこで二番目の「大事なのはものではない、こころなのだ」に戻ります。これは英語にすると、Materials are not important, because it is mind that is important. とでもなりましょうか。

これもやはり優劣問題に落とし込んでいるから起きる誤謬です。「もの」と「こころ」は別物で比較可能ですが、かといって優劣をつけなければならない概念とは限りません。「ものか、こころか」ではなく、「ものも、こころも」と考えれば、このようなヘゲモニー争い的な言説はあまり意味がないなあ、ということがわかります。

一方、「一番大事なことは単に生きることではなく、善く生きることである」

――これは論理的な言葉です。言ったのはソクラテス。これは「単に生きる」と対比した「善く生きる」という概念が持ち出されています。両者は併存できません。単に生きながら、善く生きることは不可能なのです。「大事なのはものではない、こころなのだ」とは論理構造的に違うことがおわかりいただけましたでしょうか。

というわけで、文章ではbecauseを補って考えるのが大事で、「A because B」という形の文章にするとより論理的になります。しかし、AとBがきちんとつながっているかをまず確認しなければ単純にヘンテコな文章になるだけです。また、たとえきちんとつながっていても、その「A because B」が不毛な「立場」を表明するだけ、になっていてもやはりロジカルとはいえません。

基礎医学 対 臨床医学

内科 対 外科

優劣問題は医学・医療の世界ではた〜〜くさんあります。

専門家 対 ジェネラリスト
医師 対 看護師

などなどなど。言い出せばキリがありません。

こういう二つの選択肢の優劣を論じることを「二元論」とよくいいますが、イワタは「ほぼ、すべての二元論には意味がない」という二元論否定派です。このような優劣問題を廃して、「AかBか」の議論から「AもBも」に落とし込んでやれば、医学・医療の世界は今よりずっと豊かで実りあるものになるはずです。例えば、基礎医学も、臨床医学も内科も、外科も専門家も、ジェネラリストも、医師も、看護師もね、いい感じでしょ。

主婦は論理的な思考ができるか？

手元の『スーパー大辞林3・0アプリ版』によると、【主婦】とは、一家の中で家庭生活のきりもりを中心となって行なっている女性。とあります。ちなみに

【主夫】というのも『大辞林』には収載されていて、こちらは〔主婦をもじっていう語〕家庭にあって、家事・育児などを担う夫。ハウスハズバンド。ともとあります。

この辞書の定義通りでいいますと、例えばウチでは家事は奥さんとぼくとが分担してやっていますので、ぼくは「主夫」の定義を満たすことになります。うちの奥さんは「主婦」かな、どうかな。家庭生活のきりもりを〝中心となってやっているかは分担の度合いをどう解釈するか、によりますね。

そもそも、「家庭生活」ってなんだろ。これは『大辞林』に載ってない。というか、この文面通りだと、主婦って主夫よりハードル高いんですね。へんなの。いや、へんじゃないのかなあ。まあ、ウチのことはおいておいて、いちおう、主婦とはそんな存在なんだそうです。

さて、その主婦に論理的思考ができるかどうか、という命題を検討したのが大森荘蔵（一九二一―一九九七年）です。東大の哲学者でした。これからの話は、大森が『思考と論理』(ちくま学芸文庫)で議論した主婦の論理的思考についての論考が下敷きになっています。この本の内容から察するに、これはぼくの想像ですが、大森のいう「主婦」とはいわゆる専業主婦のことを意味しているんじゃないかと思います。けれども、ここでの主題とは直接関係ないので深入りしません。

さて、皆さんはどう思いますか? 主婦に論理的思考ができるか。

大森の答えは、イエスでした。大森はこう考えます。主婦が晩ごはんのおかずを考えるときの思考は論理的思考である。もし主婦が非論理的な思考でおかずを考えていたなら、その晩のおかずはじつに奇妙奇天烈なものとなるはずだから、と。

確かにそうですね。主婦が晩ごはんのおかずを考えるとき、そこには明白なロジックがあるはずです。肉じゃがを作りたければ、じゃがいも、牛肉(豚肉でもいけますが)、玉ねぎ、人によってはグリーンピースとなるでしょうが、ロジック皆無の主婦であれば、チョコレートとか、カレー粉とか、唐辛子とか全然脈絡のない買い物の羅列になるかもしれません。なに？　うちの肉じゃがはカレー味ですって？　しらんがな。

すべての主婦の仕事を網羅的に調べたわけではありませんが、多くの家事にも背後にはロジック、根拠、論理が存在します。掃き掃除をしてから、拭き掃除。皿を洗ってから、すすいで、拭いて、棚に入れる。ゴボウは水と酢につけてから、火にかける。お米は研いでから、ジャーにセットする。

このように、〝こういう理由だから、こうするのだ〟というロジックが整合性をもち、理にかなっている限りにおいて、主婦の思考は論理的といえるのです。特に、食事においては毎日同じ献立、というわけにはいきませんから、いろいろ考えなければなりません。昨日はお肉だったから、今日はあっさりめの白身の魚にしようとか、昨日は洋食だったから今日は和食にしようとか、子どもがスポーツ大会がんばったから今日は好物のカレーにしようとか、明日は受験だからカツ丼にしようとか、今月の家計がピンチだから、今日は納豆ご飯でがまんしてもらおうとか。

そう、これまで説明したように、「A because B」の構図が見事に成立しているのですね。主婦の仕事はじつに論理的にできていると思いませんか。少なくとも、質の高い家事には論理的思考は必須だと思いませんか。

これが、昨日はお肉だったから、今日もガツガツお肉にしようとか、昨日は洋食だったから、今日もトドメの洋食で攻めようとか、子どもがスポーツ大会がんばったから大嫌いなニンジンステーキにしようとか、明日は受験だから精進料理にしようとか、今月の家計がピンチだから今日は三つ星レストランで豪遊しよう、みたいな主婦だと(そんな人、いませんけど)、非論理的となります。すなわち「A because B」のAとBに論理的整合性がとれていない。

また、毎日毎日、家族の体調や家計や、その他諸々のイベントとは関係なく、杓子定規に〝ご飯に味噌汁にメザシの丸焼き〟みたいな献立には工夫がありませんね。こういうのは、Bがなんであっても、Aという思考停止、無思考、難しい言い方をするとオートマティズム、形式主義となります。状況把握、状況観察を十分しないか、あるいは把握や観察をしていてもそれに上手に対応せずにパターン化した対応をとる家事です。こんな家庭だと悲しいですね。

さ、そんなわけで優れた家事をする主婦はじつに論理的思考でもって家事を行っていることがわかりましたね。よって、「主婦か否か」を基準にして、「論理的思考があるかないか」を吟味することはできない、ということもわかりました。大事なのは、主婦かどうか、ではありません。そうではなくて、「どんな主婦であるか」が大切なのです。

カテゴリーで判断していないか？

ひるがえって、私たちはあるカテゴリーでもって事物を判断してしまってはいないでしょうか。あるいはそこには偏見が隠れてはいないでしょうか。「主婦に論理的思考はできない」とついつい、考えてしまったりはしないでしょうか。しかし、そのようなカテゴリーでものごとを判断してしまうことそのものが、じつは偏見、非論理的思考なのです。

してみると、本書の動機づけである「ナースが論理的になれないのはどうしてか」という命題そのものも、じつは問題ありありなのがわかります。〃ナースだから非論理的〃と決めつけてはいけませんね。大事なのは、それがどんなナースか、ということなのですから。

実際、生来的に（生まれつき）非論理的なナースは少数派に属するとぼくは思います。だから、ナースになるような人だから、非論理的になる、というのは間違いだと思います。もっというならば、どんな人だってちょっと工夫すれば論理的思考はできるはずなんです。すなわち、「A because B」をいつでも考えることができること。そして、AとBに論理的整合性があること。

これがきちんと保たれていれば、どんな人だって、それなりに論理的思考ができるはずなんです。

で、もしナースが論理的に考えることができていないとするならば……そしてぼくの観察だと、わりと多くのケースで、残念ながら論理的に考えられていないのですけれど……それは個々のナースの資質の問題ではなく、構造的に、組織的に「論理的に考えられないように仕向けられている、あるいは強要されている」ことが原因だと考えざるをえません。

ある漫画で、夫に偏食があり、カツ丼とかハンバーグしか食べられない、という家庭がありました。奥さんが工夫していろいろな料理を作っても、夫は「私はカツ丼とかハンバーグとかしか食べられないのだから、とにかく言われるままにそういう料理を作っていてくれ」と怒ります。妻はそんな夫に絶望しそうになります。

結局、この漫画では夫の偏食を治すことによって夫婦の危機を乗り越えるのです。どうです。このような「思考を抑制、停止させるシステム」が存在すると、妻(主婦)は論理的に考えようがないではありませんか。構造的な論理的思考の禁止、というパターンです。

あなたの職場にはありませんか、こういう「構造的論理的思考の禁止」。

「この患者さん、点滴がつらそうなので、点滴をとって差し上げたらどうでしょう」

「うちの病棟では入院患者は全員末梢ラインを入れることになってるのよ」

「患者さん、認知症があって尿測難しそうなんですけど……」

「うちの病棟では毎週木曜日は24時間尿量測定って決まってるのよ」

「今日は私、ラーメン食べたい気分なんですけど……」

「うちの病棟では毎週金曜日はカレーライスの日って決まってるのよ」

ま、最後のはジョークですが(でも、昔の海軍、今の海上自衛隊も金曜日はカレーの日と決まっているんですけどね)、こういう「うちではこうなってる」のワンフレーズによる思考阻止、論理的思考の阻害のパターンは散見します。

繰り返します、優れた主婦は優れて論理的思考の持ち主です。優れたナースも優れて論理的な思考の持ち主であるでしょう。必ずしも優れていないナースだって、工夫と練習できっと論理的にものを考えることができるようになります。それを阻んでいるものがあるとすれば、それは組織的な構造です。

ですので、**皆さんの職場がもし論理的思考が不十分だとすれば、それは個々の構成員たちの資質や努力の不足と思ってはいけません。何かが、それを阻んでいるのです。**その正体を見つけてやれば、職場での論理的な思考は可能なはずですよ。

第7章

演繹法と帰納法

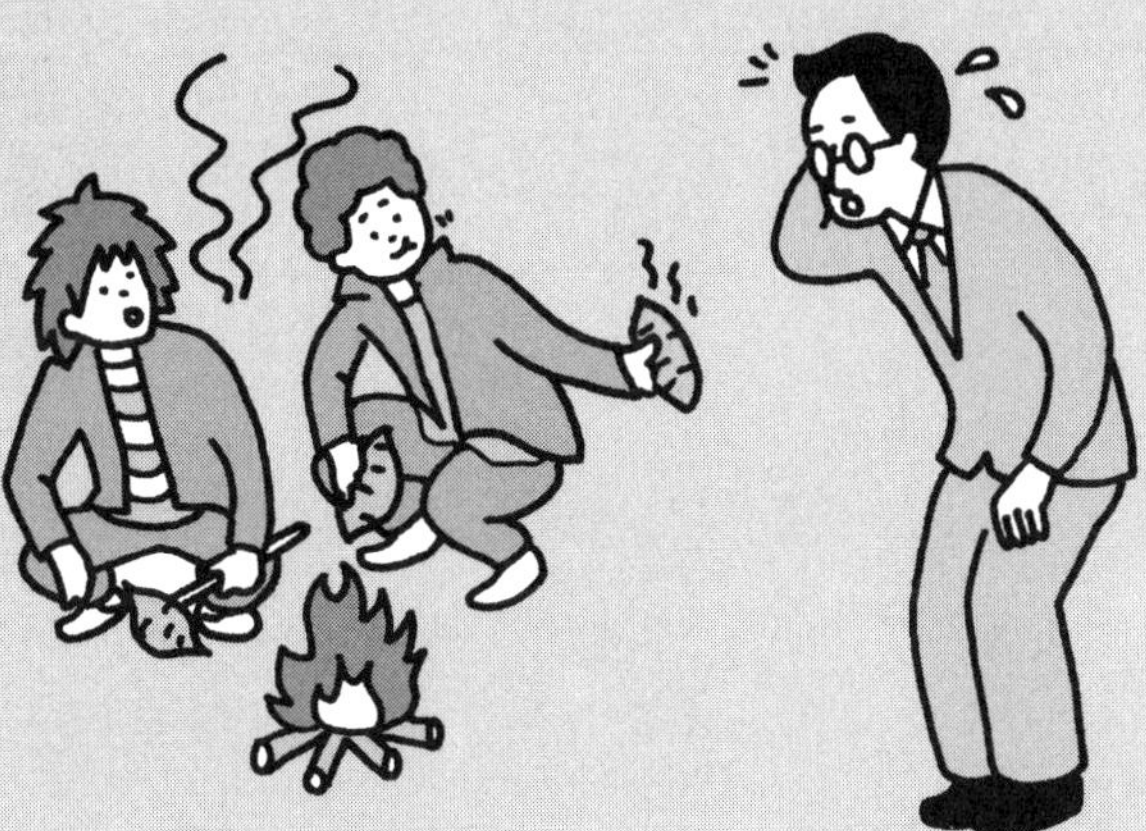

演繹法＝頭の中で考えて理論を構築する

ＭＥＣＥ（重複も欠落もないこと）という話が第４章で出てきました。今回は「演繹法と帰納法」をやります。ＭＥＣＥ、演繹法、帰納法がちゃんとできれば、ロジカルシンキングは八〇％くらい完成したと言っても過言ではありません。ぜひマスターしましょう！

演繹法は、頭の中で考えて理論を構築していくことです。このとき大切になるのが弁証法です。

弁証法なんてややこしい言葉に訳されていますが、もともとはドイツ語でDialektikのことです。ドイツ語はハードル高い？　で、英語ではdialecticといいます。で、要するにこれは**「対話をする」**というような意味なのです。もっとぶっちゃけて言うならば**「コミュニケーションをとる」**という意味にしたっていいいと思います。

ギリシアの哲学者、ソクラテスは問答形式でいろんな人と対話を重ねていくことで真実とか真理に近づいていこうとしました。その様子をまとめたのがソクラテスの弟子のプラトンです。

例えば、ある人Aが「やっぱり医療は医者が一番大事だよね～」と言ったとしましょう。次に別の人Bが「そんなことないよ、医療で一番大事なのはナースだよ」と言ったとしましょう。

両者の対話がここで始まります。Aは言います。

「なんといっても、病気において大切なのは診断と治療だ。診断と治療をするのは医者だ。だからやはり医者が大事」

Bは言います。

「病気を治すだけでは医療とは言えない。患者さんをトータルでケアするという観点からは看護のほうが大事。だからナース」

ま、こんな感じで対話を重ねていくのです。

ただし、ここで大事なのは**相手の話をじっくりと聞くこと**。「対話＝弁証法」の目的は議論に勝つことではありません。**大事なのは対話を通じて真実に近づくことです**。AさんもBさんも目的は「真実に近づくこと」で一致していなければなりません。

議論をしていき、相手を論破することを目的とする討論は弁証法ではないのです。相手の言葉に耳を傾けていくうちに、自分の見解が変わっていくことが大切です。相手の言葉を聞いていても自分の意見が全然変わらないのでしたらこれは弁証法ではありませんし、進歩がありません。**いいですか、繰り返しますが意見が変わらないほうが愚かなのです**。自分が変わることができる。そういう人だけが賢くなるチャンスをもっています。

学会のシンポジウムとかのいけないところは、演者が「変わる」覚悟をもっていないことです。なので、数人のシンポジストが自分の主張したいことだけを演説し、相手の言葉を受けて自分が変わる覚悟がありません。場合によっては相手の話を聞いてすらいません。これはシンポジウムというより、ショートスピーチを連打しているだけで、日本の学会の「シンポジウム」はたいていそんな感じです。これでは知性の発動は見られません。

繰り返します。対話の目的は「自分が変わること」です。「相手を論破して変えること」ではありません。

AとB、両者が「変わる覚悟」をもって対話を重ねていくと、お互いの意見からさらにベターな第三のアイデアが出てきます。例えば、「そもそも、どっちが一番とか、意味なくね?」みたいな意見です。ここでAの見解とBの見解はすり合わされ、さらにベターな第三のアイデアが生まれ、両者はより賢くなります。こうやってAの意見(テーゼ)とBの意見(アンチテーゼ)をすり合わせてできたのがジンテーゼという新概念で、この第三の概念をつくり上げてどっちも賢くなる作業をドイツ語で「アウフヘーベン」というのです。ああ、ややこし。

弁証法とか、テーゼとかアウフヘーベンとかまったくもってややこしい話ですが、その中身はじつに簡単です。**私の意見、あなたの意見、すり合わせて私は変わる。あなたも変わる。ベターな意見ができる。**ただ、こんだけ。**対話を説得の材料ではなく、私の進化、深化の道具に使うのです。**これができれば多くの病院の会議も、もう少しまともになるのにね。

話を戻しますと、弁証法は「自分が変わる」覚悟をもって対話を繰り返し、新しいベターな考えに行き着くことです。この「対話」は他者ともできますけど、慣れると自分のなかで一人でできるようになります。


「今日の夕食、カレーにしようかな」

「それとも、トンカツにしとこうかな」

という対話(内的葛藤、要するに悩みごと)から、

「いや、ここはカツカレーで行こう」

というアウフヘーベンが起きるのです！　アホらしいたとえですみません！　で

も、どっちにしようかな、という悩みは日常茶飯事ですから、けっこう活用できますよ。

さて、このような弁証法はほとんど演繹法と同義だと思ってください。いや、演繹法をうまく使う最良の方法が弁証法と言ってもいいでしょう。だから、ここでは大胆不敵に、演繹法＝弁証法（＝対話）とまとめておきます。やれやれ、ややこしい専門用語もバッサリ片づけたぜ。

帰納法＝実証をする

で、次に帰納法です。演繹法が頭の中で考えて弁証法を駆使してベターなアイデアを出していくのに対して、帰納法は**「そんなの邪魔くさい。要するに試してみればええんじゃや」**という態度です。

例えば、看護のシフトを八時間シフトにするか、一二時間シフトにするか、という悩みが生じたとしましょう。弁証法（＝演繹法）であれば、八時間を支持する根拠と一二時間を支持する根拠を「対話」させてベターなアイデアを模索します。

しかし、帰納法は「そんなの邪魔くさい。要するに試してみればええんじゃ」と、例えば二週間は八時間シフト、次の二週間は一二時間シフトにしてみて、どっちがよいか実証するのです。

実証は大事です。いくら頭の中で一所懸命考えてみても、実際にやってみると予想しなかった事態が生じることはよくあります。机上の空論に陥らないようにするためには、一回試してみる、というのはとても大切なのです。

日本の行政はこの帰納法を非常に苦手としていますね。例えば、二〇〇九年のパンデミック・インフルエンザのときは、たくさんの人数分のワクチン・バイアルを作って現場に供給したものだから、あの運用にはとても苦労しました。まさに机上の空論です。一回試してみたら、あんなでかいバイアルが実用に耐えないことはすぐに看破できたはずなんです。

というわけで弁証法(=演繹法)だけだと、どうしても頭でっかち君の思い込みで現場は混乱しがちです。帰納法を使って実証することが大事です。

ただ、実証と言ってもなんでもかんでも実験できるわけではありません。「一回結婚してみるか」みたいな実験はよしておいたほうがよいわけで、その前には長い熟考が必要になります。ま、バツイチも立派な帰納法の活用だ、と開き直ることも可能ですが……。

演繹法と帰納法、どちらも大事でして、両者を効果的に組み合わせることで物事はうまく進んでいくのです。どちらも大事にしましょう。

演繹法で気をつけたい「過度の一般化」

演繹法で大事な三段論法(大前提と小前提を使って結論を導き出すこと)。これでしくじる最大の原因が「過度の一般化」です。

「過度の一般化」とは、個々の観察から無茶な、やりすぎな一般化をすることで

す。ということは、過度の一般化は観察データの誤用、誤解釈ということですから、演繹法の間違いのみならず、帰納法の間違い、ということでもあります。

これをよく見るのが、学会発表です。ぼくは感染界隈に住んでいるので、その界隈の例で申し上げるなら、「症例報告」と「うちの病院ではこうなってる型の発表」です。前者は医者に多い、後者はナースに多い発表かもしれませんね。

症例報告の「過度の一般化」の典型は、武勇伝です。「なんとか病にかんとかいう治療が著効した一例」みたいなやつです。多いですね。ホンマにその治療が有効だったの？　ただのマグレじゃないの？　ツッコミどころ満載な「過度の一般化」です。特に、発表してる医者がその治療薬のメーカーから有形無形の接待を受けている場合は要注意。背中のチャックを下ろすと中から製薬メーカーの社員が飛び出してきそうな(あくまで比喩です)医者のいかに多いこと、多いこと。

一般に、一例報告で「一般化」できることってほとんどないんです。特に成功事例は一般化できないです。「勝ちに不思議の勝ちあり、負けに不思議の負けなし」とはよく言ったもので、うまくいった事例が「まぐれ」の可能性はわりと高く、これを安易に一般化してはいけないのです。

これはナースがよくやる「事例研究」もそうですね。「こういう事例にこういう介入をしたらうまくいきました」というやつで、あれもよほど慎重にやらないと「過度の一般化」に至ります。

むしろ一般化しやすいのは「失敗事例」です。「負けに不思議の負けなし」なのです。失敗事例、典型的なのはインシデントですが、これを徹底的に分析し、原因を究明すれば、未来に活かせる一般解が導かれる可能性は高いです。ただ、日本の場合、失敗の分析が甘々になって、「まあ、いろいろあったんだけどみんながんばったよね！」と青春ドラマ的ちゃんちゃんにまとめてしまいがちです。夕日に向かって走ってる場合じゃないぞ！

同様に、自分の勤務する医療機関のあれやこれやのデータを集めて「うちの病院こうなってます」という発表も、しばしば痛々しいです。聞いてるほうは、だからなんなの？　それが一体、うちらの組織にどう役に立つの？　とツッコむべきなのです。その「うちらの組織に役立つこと」が一般化可能な事象ということになります。

しかし、多くの発表が個別なことと一般化できることを区別しようとせず、ゴチャゴチャにして発表し、「うちらの施設、こんな感じです。これからもがんばります、テヘ」とお茶を濁してしまうのです。というわけで、適切な一般化はとても大事です。

過度の一般化の何がヤバイかというと、これは党派性や「立場対立」といった、これまでぼくが散々批判してきた日本医療現場のヤバイ習慣ととても親和性が高いからです。医者なんて、所詮……ナースなんて、所詮……最近の若い子って……オバハンはもう……オッサンはもう……。

人種、性別、国籍、民族、出身大学などなど、われわれの日常会話は「過度の一般化」に満ち満ちています。もちろんぼくも例外ではなく、しばしばこのようなピットフォール(落とし穴)にハマって、「言い過ぎ」てしまい、奥さんに怒られたりしています。「そんなこと、決めつけちゃダメでしょ」と。

日本では同じ仕事をしていても、男性よりも女性のほうが収入が少ないことが知られています。これは「女性のほうが仕事能力が低い」という見方、つまり過度の一般化に基づいた差別的な対応です。本来であれば「男か、女か」を評価の基準に入れるのがそもそもの間違いで、収入はやった仕事の対価として、どんな属性であっても関係なく分配されるべきなんです。

もちろん、男性でも女性でも優れた人、そうでもない人がいます。そのような能力に「差がない」と主張しているわけではありません。そのような能力差はあるんですが、それを「男女」という集団の差に還元してしまうのがアカン、と申し上げているのです。

おっと、時に、先ほど「日本では同じ仕事をしていても」と申し上げましたが、何もこれは日本独特の現象ではありません。例えば、OECD(経済協力開発機構)のGender differences in OECD countriesによると、確かに収入の男女差は日本と韓国で突出しており、日本は男女格差における「劣等生」であることは明白です。しかし、ドイツやカナダや英国やスイスや米国など、他の先進国でも収入の男女差は二〇%前後あり、かの国々で〝男女平等である〟というのは言い過ぎ、幻想、これまた「過度の一般化」であることもわかります。まあ、もっとも日本の収入の男女差は三〇%以上もあるので、「ドイツや米国だってやってるやん?」と威張る権利はありませんけどね(http://www.oecd.org/els/family/44720649.pdfの一三ページ参照のこと。閲覧日二〇二一年一月五日)。

このように、「過度の一般化」はラベリング、差別と非常に親和性が高い。悪用もされやすいです。

「過度の一般化」はグループや派閥をつくり、立場による争いのもとにもなりやすいです。これも何度か申し上げていますが、「ナースの立場で言うと……」みたいな言い方がこのような典型です。これは、「ナースというのはこのような考え方をするものだ」という発想であり、さらに「ナース以外はそういう考え方をしない、できないんでしょ」という発想がそこにはくっついています。よって、「あなたはナースじゃないからそういうことを言うんでしょ」というように「派閥」を根拠に相手を批判することが可能になるのです。

本来ならば、議論とは「言っている内容」がすべてであり、相手が何者であろうが、自分が何者であろうが、そこは関係ないのです。しかし、ある集団の属性を過度に一般化し、グループにし、そうでない集団と対比させてしまうと、こういう「立場の違いによる意見の相違」という分断化が起きます。こういうことをやらかしてしまうと、歩み寄れなくなっちゃうんですよ。立場が違うんだから、歩み寄れるわけがない。なので、相手が自分たちの言うことを聞くか、聞かないか、という勝ち負けの問題になってしまいます。

議論は勝つためにやるのではありません。よりよい答えを得るための（難しい言葉で、弁証法というのでした！）、同じ方向を向くための議論です。もちろん、議論に勝ったり負けたりすることはありますが、それはあくまでも結果としての勝負であり、目的ではないのです。**相手の意見がよりよい意見であれば、「そっちのほうがいいよね。じゃ、自分の意見引っ込めるわ」と引くのが正しい態度なのです。**

「過度の一般化」は医療現場にも、それ以外にも満ち満ちています。いろいろな発言に「過度の一般化」がないかどうか、チェックしてみてはどうでしょう。とてもたくさんあるのに気づきますよ。あと、このチェックは質の高い研究をしたり、論文執筆のときにとても役に立ちます。ぜひご活用あれ！

第8章

アブダクションと仮説生成

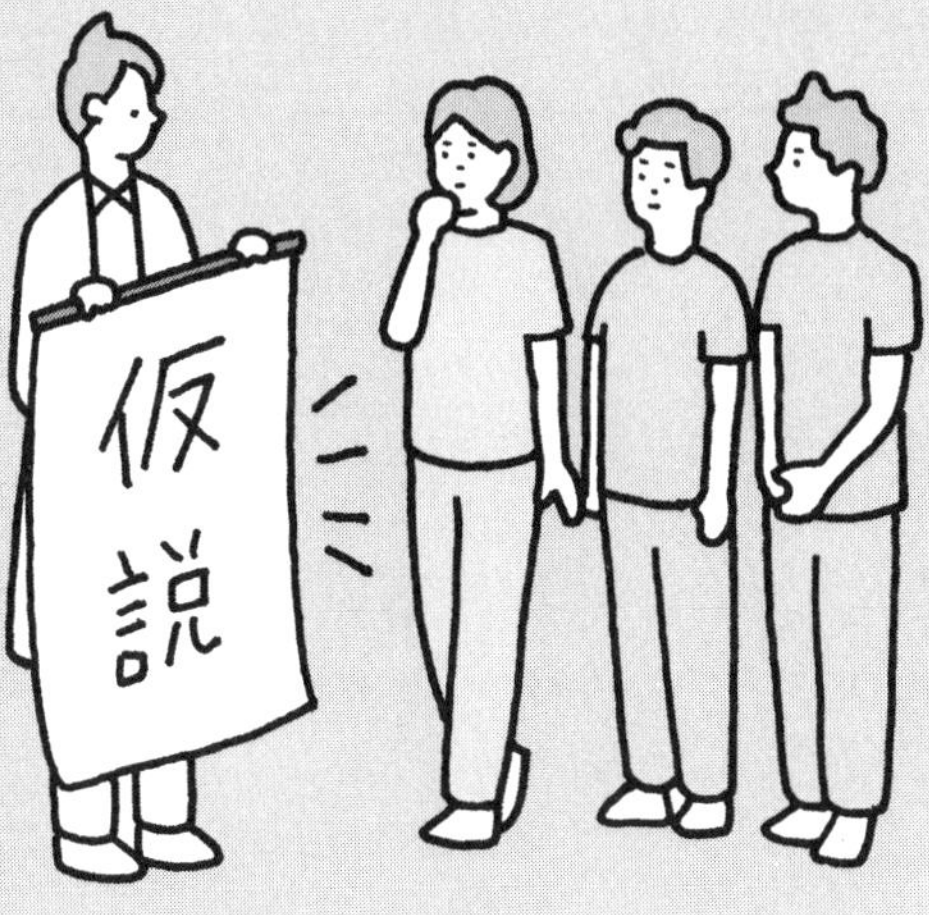

アブダクション

次は「アブダクション」という新たな概念について説明します。これ、いい訳語がないんですよね。なので、カタカナでアブダクション。英語ではabductionといいます。ちなみに整形外科領域では「アブダクション」というと関節の「外転」のことをいいますが、それとはなんの関係もありません。

演繹法と帰納法の弱点

演繹法の失敗のパターンは「机上の空論」に陥りがちなことです。特に大前提で間違うことが多い。

「医者はみんな頭がいい」

「A先生は医者だ」

「だから、A先生は頭がいい」

というのが、典型的な失敗のパターン。そもそも〝大前提〟の「医者はみんな頭がいい」が、間違っている可能性があります(たぶん、間違っています)。よって、A先生のオツムがイマイチな可能性はこの中途半端な三段論法では否定できないのです。ま、大前提の間違いは、われわれの偏見とか差別感情とか思い込みに由来していることが多いですね。

で、帰納法でよくある失敗のパターンは **〝観察は正しさを「証明しない」〟** ってことでした。カラスの羽根が黒い、を一〇〇羽カウントしても、一〇一羽目のカラスは羽根が白いかもしれません。これがカール・ポパーが指摘した「反証主義」です。実際、ぼくはエボラ対策でシエラレオネに行ったときに羽根の白いカラスを見て驚愕し、「おお、反証主義いいい!」と思ったものでした。

というわけで、演繹法も帰納法も便利といえば便利なのですが、それぞれ弱点もあります。なので、この弱点によく気をつけて両者をバランスよく使いこなすのが大切です。

仮説生成を活用するアブダクション

しかし、演繹法と帰納法だけだとうまくいかないこともあります。そんなときに便利なのがアブダクション。これは仮説生成を活用した方法です。

例えば、朝起きて外に出ると庭や道路が濡れていたとします。その「事実」から最も合理的な仮説を導き出します。それは、**「昨晩、雨が降ったんだろうな」**ということです。もうひと踏ん張りするならば、「ほかに合理的な説明がない」ところまで確認しましょう。ほかに、朝、地面が濡れている合理的な説明がなければ、この仮説生成の成功確率はずっと増します。

ある一人暮らしの女性のところに遊びに行ったとしましょう。トイレを借りると、便座(座るところ)が上に上がっています。**この「事実」から推察できるのは、「このコ、彼氏ができたのかしら」となります**(理解できない人は、理解できる人に聞いてください)。もっとも、この場合はほかにも合理的な仮説の可能性があるかもしれません。たまたまお父さんとか弟が会いに来た、とか宅急便のお兄さんがトイレをどうしてもがまんできなくて借りに来た、とか。なので、最初の仮説を確認するにはもうちょっとデータが必要かもしれません。男物のパンツを干していないかとか、歯ブラシが余分に洗面所にないかいな、とか。

仮説生成は診療現場でもとても大事です。目の前の患者さんに起きていることを説明する、よい説明方法、すなわち仮説を立てるのです。

例えば、高齢の男性患者さんがいて、「頭が痛い。今朝から痛い。もともと頭痛もちなんかじゃないんだけど、生まれて初めてだ。こんなに頭が痛いなんて」と来院して来たとしましょう。長年、人生を歩んできた人物が、「生まれて初めて」の頭痛で病院にやって来たのです。「ただの頭痛」でない可能性が高いです。よって、深刻な病気……例えば脳出血だとか……がないかどうか、真剣に検討してみなければいけないかもしれません。

ナースはアブダクションが得意

ぼくが思うに、このアブダクションの能力が高い人、ナースに多いように思います。逆に医者だとけっこうアブダクション苦手って人が多い。特に日本の医者は仮説生成が苦手です。仮説を立てずにすぐに検査したり、薬を出したりしてしまうからではないでしょうか。件の患者さんでも、仮説を立てずに「とりあえず、CT」とか、「とりあえず、頭痛薬」とかやらかしてしまう医者はとても多いのです。

もちろん、そのCTで診断がつくこともありますし、その頭痛薬で頭痛が治ることもありますが、これは、まあ、出たとこ勝負、マグレというやつで、そこにはなんの必然性もないのです。

普段は明るい患者さんが、とても心配そうな顔をしている。いったいどうしたんだろう。こういうときも、いろいろ仮説生成をしてみます。この場合、一番簡単なのは、本人に聞いて確認してみることでしょう。「何かとても心配そうな表情をされてますが、何かあったのですか」とか。

うん、やっぱ、こういうのは(日本では特に)ナースのほうが医者より得意な気がするな。あ、「気がする」って言葉、第9章で安易に使うなって言うつもりなのに使っちまった！　すみません。

なぜ、ナースのほうが医者よりもアブダクションが得意なのかというと、アブダクションにはたくさんの想像力(イマジネーション)を必要とするからでしょうね。イマジネーションは「イメージ」からくる派生語でして、いろいろな状況をまるで見てきたかのように想像(イメージ)し、思い描く能力が必要なのです。こういう能力は女性のほうが優れているような気がしますし(あ、また使った)、気配りの行き届いたナースの得意分野とも思います。そうそう、そもそも「気配り」とは一種の仮説生成、アブダクションなんですよね。

このアブダクションを大いに活用していたのが、コナン・ドイルが生み出した小説の主人公、シャーロック・ホームズだとぼくは思います。ホームズは、人が見落とすような細かな事実から仮説を生成します。これがいわゆる「推理」です。というわけで、男性だってちゃんとアブダクションは十分に可能なのです。

しかし、観察していると、アブダクションがめっちゃ苦手な人もいるようです。

「外が濡れている」
「集団でおしっこしたのかな」

という「ありそうにない」仮説しか出てこない。あるいは仮説そのものがまったく出てこない人です。時々、医学生や研修医にもいます。言うなれば健全な想像力の欠落です。これはアブダクションの失敗のパターンですね。いかにもありそうな、合理的な仮説を立てるのが大切です。

もちろん、アブダクションはあくまでも仮説の生成であり、仮説の証明にはなりません。これも医者でアブダクションが苦手な理由の一つかもしれません。証明できないものはすべて間違っている、という実証主義に陥ってしまうと、うまくアブダクションは活用できないからです。

ロジカルシンキングには豊かなイマジネーション、想像力が必須です。アブダクションを活用し、ぜひあなたのロジカルシンキングに磨きをかけてください。

仮説生成の実際

うちの研修医たちにもよく申し上げるお話ですが、仮説生成は思考方法として、とても役に立ちます。例えば、今朝みた患者さんの話。

「熱が出て、感染症どうですかねぇ」と相談を受けて感染管理認定看護師さんと見に行ったのですが、**「脈が速い」**。で、看護師さんが、「脈が速いので、ワソラン(=脈を遅くする薬)を使っています」とぼくに報告します。ぼくは聞きます。

「で、なんで脈が速いんでしょうね」

ここで看護師さん、止まる。「なんで?」は非常に重要なキーワードです。

Whyが一番大事、と何度も説明していますね。

「脈が速い→ワソラン」ではなく、まずは、**「脈が速い→なぜ脈が速いのか？」**という発想の仕方が大事です。

これができていないナース、医者は非常に、非常に多い。ナースができていないのも問題ですが、医者の多くは本当にできていない。その理由はいろいろあるのでしょうが、やはり「質問をする」訓練を医学部教育で受けておらず、「質問に答える」訓練ばかり受けてきたせいだとぼくは思います。なので、「脈が速い→脈を遅くする」というソリューションに走ってしまう。本当に、多い。

「脈が速い」から考えられることは？

脈が速くなる、すなわち頻脈にはいろんな原因があります。

まずは心臓の病気の原因。つまり、不整脈ですね。心房細動とか、心室粗動とか。この患者さんは洞性頻脈でした。つまり、心電図でP波があって、QRS波があって、PとQRSが関係している。これは心臓の病気が原因でない可能性が高まります。

では、なぜ洞性頻脈なのか？　いろんな原因で脈は速くなります。痛み。熱。パニック発作。

そこで患者さんを見ます。血圧は低くなっている。血液検査を見ると、腎機能がやや悪くなっていて、BUN（血清尿素窒素）も高い。血中ナトリウムも高くなっています。

こりゃ、脱水だ。そういう目でカルテを見ると、患者さんはこの数日、食欲不振でほとんど何も食べていませんでした。水分のインが少なすぎたのです。ということは、「脈が速い→ワソラン（脈を遅くする、でも血圧も下げちまうかも）」ではなく、**「脈が速い→輸液」**にすべきだったのですね。

目の前に何か現象が起きているとき、その現象の上っ面ばかり見ていると、本質がわかりません。また、上っ面な現象に「パターン認識」で答えを出そうとすると、例に挙げた「頻脈だからワソラン」みたいに失敗します。

この手のパターン認識は医者にも非常に多いですが、ナースもよくやる失敗です。ナースの多くは「ああすれば、こうする」「こういうときは、ああする」というパターン認識、ノウハウがとても好きだからです。頭使うの、止めたらだめだぞー。問題を認識したら、まずは手を動かす前に頭を動かしましょう。一所懸命、考えましょう。

なぜ、そうなのか、
もしかしたら、脱水かも
もしかしたら、熱のせいかも
もしかしたら、パニック発作？

といくつかの仮説を考えます。仮説を考えたら、その仮説を確認するための検証をします。「仮説生成→仮説検証」です。仮説を立てたとき、その仮設に合致するかどうかを確認するのが仮説検証なのです。

「脱水で頻脈？」と思ったら、インはどうか、アウトはどうか。腎機能はどうか。

肌はかさかさになっていないか、など仮説(=脱水)に関係したデータを検証します。で、こうした仮説に基づいて、仮説で現象を説明できるかどうかを確認するのです。

仮説を立てずに、結論を決めない。仮説を立ててから、結論まで自分の思考を導いていく。非常に重要なポイントです。

これも先日あった実際のケース(を、患者さんのプライバシーに配慮してちょっと脚色)。

ある患者さんが熱を出しました。同時に咳が出て、痰が増えてきて、痰の色が黄色くなってきて、痰を染色液で染めたら、たくさんのブドウ球菌が見えました。

「お、これはMRSA肺炎かな?」

そう、研修医は思いました。MRSAというのは、耐性のブドウ球菌のことです。MRSAの感染症だから、バンコマイシンだ。で、研修医はバンコマイシンをスタートしました。うん、ここまでは、仮説生成はうまくいっています。

ところが。感染症の治療の前に取った血液培養。ここから大腸菌が生えてしまったのですねー。大腸菌。顕微鏡で見ると真っ赤な棒のような菌で、青くて丸いブドウ球菌には全然、似ていません。研修医、困りました。最初は、MRSA肺炎だと思った。ところが、血液培養からは大腸菌が生えている。

「尿路感染かな？」

慌てて研修医はバンコマイシンを止めて、ゾシンという広域抗菌薬を開始しました。ゾシンというのは……ええい、ここでは気にせんでよろしい！　大腸菌を殺す薬ぢゃ！　で、このプレゼンを聞いていたぼくは聞いたのです。

「で、最初に発熱があったときの、患者さんの症状はなんだったっけ」

「熱と……」

「当たり前だね」

「咳と……」

「うん」

「痰が増えて……」

「その、咳と痰はどうなったの？」

ぐぐ。ここで研修医は詰まってしまいました。

研修医は、熱と咳と痰のグラム染色からMRSA肺炎を疑いました。そこまではよく考えていた。仮説生成もできていました。ところが、血液培養から真っ赤な大腸菌が生えて自分の仮説がガラガラと音を立てて崩れ落ちてしまったのですね。慌てて「こりゃ、尿路感染か？」と思ってしまったのです。

しかし、仮に「尿路感染？」と思ったときも、「あれ？　でも、咳と痰が説明できないやん」と考え直すことが大事なんですね。

自分の立てた仮説は可愛いものです。仮説が正しい、正しい、と思ってしまいがちです。しかし、可愛い子には旅をさせよ。可愛い仮説にも厳しく当たりましょう。

「俺の仮説、本当に正しいの？」

と懐疑的に考えることが大事なのです。そして、仮説に噛み合うところだけでなく、噛み合わないところもちゃんと正面から見ないといけません。

仮説に噛み合うところは、わりと容易に見つかりますが、噛み合わないところはどうしても直視できず、看過しがちです。これ、警察の捜査とかでも同じですね。容疑者では辻褄の合わないところは、看過してしまいがちです。

しかし、我らが名探偵は、必ず「容疑者Xでは噛み合わないところ」を見つけ出します。そこが手がかりになるのです。

名探偵と、そうでない探偵。コナンくんと毛利小五郎の違いは「違和感に気づくか」なのです。**違和感、すなわち「噛み合わないところ」です。**

件の患者さんは比較的珍しい、肺炎と尿路感染を同時に発症していた人でした。そういうことはめったにありません。

しかし、めったにないことも、たまにはあるのです。そして、「すべての可能性を排除したあとに、残っている仮説はたとえそれが奇妙な仮説であってもそれが真実」なのです。そう言ったのは、シャーロック・ホームズです。

まずは仮説を立てること。仮説の妥当性を吟味すること。間違っている仮説は捨てること。残された仮説をきちんと検証すること。こうやってだんだん「真実」に近づいていきます。

そのとき、仮説に「漏らし」があってはいけません。なので、仮説を十分に立てておく必要があります。熱のある患者さんだったら、肺炎、尿路感染、カテーテル感染、血栓、薬の副作用など、ありとあらゆる可能性を考えて、そして検証していきます。なんも考えんと、血液検査して、抗菌薬使って……は間違ったアプローチです。仮説生成をして「ひと味違うナース」になりましょう。真実はいつもひとつ！(笑)

自説の短所を見る大切さ

仮説生成の重要性についてもう少し例を交えて説明します。

この患者さん、肺炎かな、と思います。気管挿管されている、ＩＣＵの患者さんです。ご高齢の男性です。ＩＣＵの患者さんは重症患者が多く、管理は難しいですね。で、こういう「肺炎かな」の患者さん。実際にはどうやって確定診断に至ったらよいのでしょうか。

発熱？

熱が出る病気は肺炎だけとは限りません。ほかにも熱が出る病気は感染症、感染症じゃない病気ともにたくさんあります。だから、「熱がある＝肺炎」の根拠にするのはちょっと弱いですね。

胸のＸ線写真？

むしろ、胸のＸ線写真が正常なＩＣＵ患者を探すほうが難しいんじゃないですかね。胸水、心不全、無気肺、ARDS（急性呼吸促迫症候群）……肺炎以外にも胸のX線写真に異常陰影をつくる病気はたくさんあります。同様に、呼吸状態が芳しくない患者さんもとても多いですね。よって、「X線写真」を根拠に、肺炎だ、というのは難しい。

「感度」「特異度」の話

こういうのを、言葉を変えると、「特異度がよくない」と言います。**特異度がよくない、というのは、ある異常所見はある。けど、肺炎じゃないことも多いってことです。**特異度がよい検査ならば、その検査の異常所見で「肺炎だ」と結構言えるってこと。

特異度とセットになっているのが「感度」という概念です。

感度がよい検査が便利なのは、「検査が陰性のとき」です。**感度がよくて、検**

査が陰性ならばその病気は「除外できる」可能性が高くなりますから。

逆に、感度が高くない検査で「検査が陰性」のときには、要注意です。これは本当に病気がない証拠とは言えません。感度が低い検査だと、見逃しが多いのです。

例えば、心筋梗塞のときの心電図は「感度が低い」ことがわかっています。心電図でＳＴ上昇がなくても、心筋梗塞ってことはよくあるのです。こういうときの「陰性所見」をあてにすると、痛い目にあいます。医者でもよく失敗しているな。

同様に、肺塞栓（肺梗塞ともいいます）のときの心エコーも感度はそんなに高くありません。よく、医者が「エコー正常でした。肺塞栓はないと思います」とプレゼンしていますが、あれは失敗のパターンです。

感度が低い検査が陰性でも、病気の除外にはならない。すっごく大事な教訓ですが、よく日本の医者が間違える、あるあるの失敗のパターンです。だいたい、日本の医者って検査を過大に信用しすぎるんだよな〜、てここで皆さんに愚痴っても仕方がないですが。

特異度、感度ってとても大事なので、皆さん、慣れておきましょう。こういう概念は、丸暗記してもだめです。慣れて、感覚的に摑み取らないといけません。アクセルはこっち、ブレーキはあっちって丸暗記しても仕方ないでしょ。いざというときに体が覚えているというか、実感的に使えるという形にしておくのが大事です。

さて、このＩＣＵの患者さん。熱を出しています。肺炎かな？　と思います。でも、熱そのものは熱の原因を(ほとんど)教えてくれません。ＩＣＵではＸ線写真はあまり役に立たない。ＣＴを撮ればどうか？　情報はやや増えるかもしれませんが、結局同じジレンマ(他の病気との区別問題)が残りますから、これで決着がつくとは限りません。

では、どう考えるか？　そして、何をするのか？

それはですね、喀痰を見ることです。

心不全の患者さん、輸液過多やアルブミンの低下で胸水が溜まっている患者さん、あるいは無気肺や肺胞出血や肺塞栓やARDS(急性呼吸窮迫症候群)やいろんな状態の患者さんでは、膿性痰が見られない傾向にあります。

例えば、心不全であればシャバシャバの水っぽい痰が出ますし、肺塞栓や肺胞出血では喀血になるのが典型的です。こういう病気では痰が「膿」になる必然性に乏しく、よって、肺炎の仮説を裏づける可能性が高くなるのです。逆に、気管内チューブからシャバシャバの痰が出ている場合は肺炎の可能性は若干低くなります。顕微鏡で白血球や菌を見つけてやれば、その確度はさらに高まります。

時に、高齢患者では痰がうまく出せないことが多いです。だから、「肺炎の診断」に喀痰の膿性化が役に立たないことが多い。出ないものは、出ないですから。

しかし、ここはICU。気管挿管されている患者さんなら、痰を吸引すればよいだけなのです。これなら、高齢患者でも確実に下気道の検体を手に入れることができます。これで、肺炎か否かを区別しようと思うわけです。

ところが。うちの後期研修医（フェロー）は異なる仮説を立てました。「肺炎はないと思う」と言うのです。

「なぜ、肺炎はないと思うの？」

「えーと、たしかに膿性痰はありますけど、けっこう、ICUの患者さんって挿管チューブの物理的な刺激だけで炎症が起きたりするんですよね。炎症が起きれば白血球で膿になりますから、喀痰が膿性だからといって、肺炎だとは限らないと思います」

「なるほど、だとしたら、熱の原因は？」

「うーん、よくわかりませんけど、まずは各種培養を取って、様子見でいいのでは？」

「喀痰が膿性でも肺炎じゃない可能性がある、という主張はわかるけど、それは『肺炎ではない』という根拠にはなるの？」

「うーん。そう言われれば……」

「『肺炎がなくても膿性痰が出ることもある』は『膿性痰が出ていても肺炎では

ない』という結論を導かないと思うけど」

あー……そろそろ面倒くさくなってきた読者の皆さんもおいでかと思います。そういうときはですね、どうするかというと、ゆーーーーーっくり読んでください。わかんなくなる多くの理由が、「面倒くさくなる」「頭を使うのがしんどい」と思考停止に陥ってしまうからなんですね。頭の回転は止めては駄目だ！頭を止めるな！

じゃ、ちょっとお手伝い。

「膿性痰↓肺炎とは限らない」というこの後期研修医の根拠は、「膿性痰↓肺炎」ではないという否定根拠にならないということです。「とは限らない」というのは、あくまでも例外事項の存在を肯定しているにすぎないのですから。

このように、後期研修医の論拠の弱点をちゃんと指摘してあげるのが指導医の大事な仕事です。この患者さんに肺炎があるのか、ないのかは本質的な問題ではありません。いや、本当は本質的な問題なんだけど、後期研修医の理路（理論の道筋）の妥当性を考えるときは「結果」が当たっていようと外れていようと、構わないのです。

肝心なのは、論拠が妥当であること。妥当な論拠で結果的に間違えていたのなら、それは仕方がない。「残念でした」と反省すればよい。しかし、間違った根拠で、間違えるべくして間違えるのは駄目。これをやっていると、同じ根拠でまた別の患者さんに間違いをやらかしてしまうからです。また、仮に診断が正しくても駄目。まぐれ当たりだったとして、同じ根拠で別の患者さんに間違いをやらかして……以下同文です。

論理的に、正しい根拠をもつことが大事なんです。結果的に正しかったか、間違っていたか。それはいい。

医者は神様じゃないし、研修医は特に神様からはかけ離れているので、正確に一〇〇％正しい判断をする能力なんてありません。でも、人間として、研修医としてベストを尽くす義務はあるのです。

研修医が忘れていたことが一つあります。「時間」です。気管内チューブの物理的刺激で炎症、膿性痰となることは確かにあります。しかし、それならば膿性痰はずっとチューブが入っている間、安定して出続けている必要がありました。

しかし、この患者さんの膿性痰がぐっと増えたのはここ二日間。それも、熱が出たときと時を同じくしていました。それまで数週間、挿管されたままのこの患者さんで膿性痰は出ていなかったのです。

「そういうの、確認しないと」

「あー、カルテ読みましたけど、確認できませんでした」

「そういうときは、どうしたらいいの？」

「担当ナースに聞く」

「御名答。必ずやろうね」

ナースはここ数日「急に膿性痰が増えた」と証言してくれました。そう、この患者さんに肺炎は「あった」のです。抗菌薬で治療しました。今日の教訓。ナースに聞け……はい、ちょっとよいしょです。

第9章 使っちゃダメな言葉

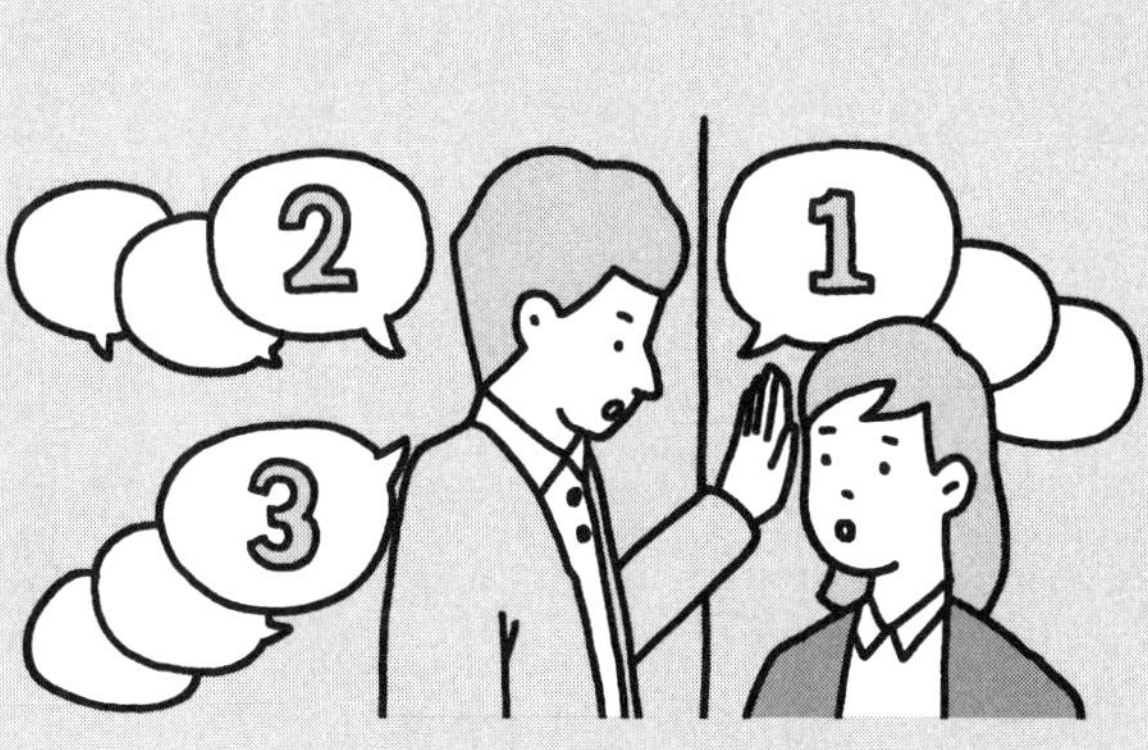

使っちゃダメな言葉①「可能性は否定できない」

ぼくが自らに禁じ、また医局の人たちにも「使っちゃダメ、絶対」と戒めている言葉がいくつかあります。例えば、**「可能性は否定できない」**。これは、勉強不足の研修医の常套句です。

「念のため頭のCTをオーダーしておきました〜」

「なんで？」

「脳梗塞の可能性が否定できないからです」

そういう研修医にはぼくはこんなふうに返します。

「もしかしたらこのCTの放射線で、患者さんはがんになっちゃうかもしれないよ」

「ええ〜、そんなこと言われても」

「〝可能性は否定できない〟でしょ」

「いけず〜〜」

ま、ぼくがたいてい「いけず」なのはそのとおりなのですが、とにかく、「可能性は否定できない」は一〇〇%正しいんです。**正しいがゆえに、意味がない**。なんでもかんでも「可能性は否定できない」で片づけることができるし、その反論も「可能性は否定できない」で済ますことができる。これは完全なる思考停止のパターンであり、議論は水かけ論になります。

何が嫌いだって水かけ論くらいイワタが嫌うものはありません。時間の無駄であり、帰宅時間が遅くなるからです。はよ、家帰りたいわ。

使っちゃダメな言葉②「〜な気がする」

で、同様にぼくが自らに、そして医局内で禁じているのが、**「〜な気がする」**です。この根拠曖昧な、まったり、ゆったり系の言葉は、不思議なくらいの貫通力がありますが、そのくせなんの根拠もありません。

そう、「〜な気がする」と言う場合、その言っている内容がなぜそうなのか、を説明する必要はないのです。だって、「気がした」んだもん。天から降りてきたんだもん。なんとなくのアイデアなんだもん。

外国の人と英語で会話すると、必ず気がつくことがあります。それは、彼らが(英語圏の人に限りませんが)、because を連発することです。これは第6章で触れました。俺はこう思う、なぜならば、を連打するんです。

ところが、日本の会議などではこのような「俺はこう思う、なぜなら」という話法を使う人は非常に少ないです。むしろ、「〜したほうがよいような気がします」と降ってわいたようなコメントをするだけです。ぼくなら「なぜそう思うんですか?」とツッコミを入れたいところです。まあ、くだらない会議の場合は余計なツッコミを入れて会議を長引かせるのは得策とはいえないことも多いので、黙ってますが。はよ、帰りたいわ。

しかしですね、長い目で見ると、そういういい加減なコメントは全部シャットアウトしてほしいんです。だから、医局のカンファレンスでは「～な気がする」は全部禁止です。よって、何かコメントをするのであれば、必ず根拠を述べねばなりません。「～だと思います、なぜなら……」と言うべきなのです。ということは、思いつきや思い込みで適当なことを言う人は減りますから、結局のところ、いらん、余計なコメントは減ります。そうすると会議は自然に短くなる、そういうわけ。

なぜなら(because)という場合には、これまでですでに述べた、演繹法か帰納法を活用します。すなわち、「なぜなら、こういう理屈があるからです」という演繹法。あるいは、「なぜなら、こういうデータがあるからです」という帰納法です。

「ワクチンを接種するときは、手袋をしたほうがいい気がします」

これは、雰囲気、気分だけを伝えた、ダメなコメントです。こういうコメントは時間の無駄無駄無駄無駄。はよ、帰りたいわ、になるコメントです。なにより、こういう無意味なセリフは場の雰囲気を盛り下げ、緊張感を(悪い意味で)緩め、だらけさせます。まあ、暇なときにお茶を飲みながら、「今夜は映画でも見たい気がするわ」みたいに使うときは正解だと思いますが。ぼくもこんなときに決して、「その根拠は?」なんて夫婦の関係にわざわざヒビを入れるような愚行はいたしません。

「ワクチンを接種するときは、手袋をすべきです、なぜなら針刺しが危ないからです」

という場合なら、これは理論的な危険を説いた、演繹法を活用しています。しかし、

「いやいや、ワクチン接種のときはじつは手袋いらないんですよ。針刺しのリスクはほとんどない、と○○という教科書に書いてあります」

と反論もできましょう。これは「リスクはほとんどないというデータ」という帰

納法を用いた反論です。

このとき、演繹法と帰納法のどちらがベターというのは一意的には決められませんが、いずれにしても議論が嚙み合っているのはおわかりいただけますね？こういうときに、初めて会議の議論は意味をもつようになるのです。「手袋をしたほうがいい気がします」「しなくてもいいんじゃないかという気がします」では、気分と雰囲気と空気だけが交錯する、まったりしながらもじつに無駄な時間としか言いようがありません。

ちなみに、この「ワクチンに手袋」の議論は簡単に決着をつけることができます。

ぼくがいつも教えるのは、**議論を長引かせる前に、教科書を読めです。**

内科の一番権威ある(オーセンティックな)教科書は『ハリソン内科学』というのですが、そのため、上の言葉をもっとスローガンっぽくして、ぼくは、**論より ハリソン**と言っています。水かけ論は時間の無駄。議論が嚙み合っても、嚙み合わなくても、平行線になったらすぐに調べる。これが肝心です。

医療、医学の情報のほとんどは英語でできています。英語学ばずして医療、医学を語ることなかれ。さて、vaccination, gloves, guideline（ワクチン接種、手袋、ガイドライン）でGoogleしたらすぐに出てきました。この程度の単語、ちょっと辞書を使えば(あるいはスマホでも)すぐ出てきます。

で、調べて見つけたのは米国疾病管理予防センター（CDC）の推奨です(https://www.cdc.gov/vaccines/hcp/aciprecs/general-recs/administration.html 閲覧日二〇二一年一月五日)。文章が長くて全部読むのは面倒くさいな、と思ったあなたはズルをしましょう。ブラウザの検索機能を使って「gloves（手袋)」と入れるのです。そしたら、長い文章の「手袋」のとこだけが出てきます。

Occupational Safety and Health Administration（OSHA）regulations do not require gloves to be worn when administering vaccinations, ……(以下、詳細については省略。詳しくは検索結果をご覧ください)

OSHAは手元の辞書で調べると(なんでも調べるべし！　今はスマホがある

ので「調べまくる」のが容易な時代です!!)、米国労働省の労働安全衛生局のことだそうです。そこの規則(regulations)によると、ワクチン接種のとき(when administering vaccinations)は手袋をはめる必要はない(do not require gloves to be worn)のだそうです。wornはwear(着る)の過去分詞形。ああ、過去分詞、過去分詞。思い出しましたか? ウェアは、トレーニングウェアとか言いますから、すぐわかりますね。

演繹法と帰納法のどちらが正しいかは一意的には決められない、と申しました。が、傾向としては、演繹法(理屈)よりも帰納法(データ)のほうが説得力があることが多いです。論よりハリソン、じゃない、論より証拠と言いますし。机上の空論は必ずしも正しくないですから。

いずれにしても**「〜な気がする」を封じ込めたら、必ず「なぜなら」と根拠を述べる習慣がつきます**。理論的に考える習慣がつき、わからなければ調べる習慣もつきます。この調べる習慣というのはとても大事です。そして調べるのに英語力は絶対に必要だよ、というじつにハードルの高い話なのでした。

第10章

シンプルに考え、イージーに考えない

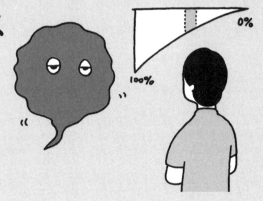

シンプルに考え、イージーに考えないとは？

どこかの本の帯から引用したタイトルですが、じつに言い得て妙な成句ですね。ものごとをシンプルに考えるのはとても大切です。たくさんの現象が起きていて何がなんだかわからないときは、足し算よりは引き算の思考で考えるとうまくいきやすいのです。

朝ごはんを焦がしてしまった、バスの定期をうっかり忘れた、仕事場でもポカばかり、子どもに頼まれていた学校のプリントなくした、うー、失敗ばかり……「今日は私の日じゃないな」ってこと、ありませんか？

こういうときは一回深呼吸して、root cause analysisをします。根っこの原因分析。なんでいろんな失敗ばかり今日に限ってしてしまうのか。例えばそれは、睡眠不足のせいかもしれません。例えばそれは、悩みごとに気を取られているのかも。いずれにしても、**いろんなことが立て続けに起きているとき、よくよく考**

えてみると、その原因はたった一つ、ってことはよくある話なのです。

これは患者ケアにおいても同じです。新人のときは患者さんにあれやこれやの問題が生じて、何がなんだかわからなくなってしまいます。

胸が痛いと言っていて、息が苦しいと言っていて、歩くのがつらいと言っていて、冷や汗をかくと言っていて、体重が増えたと言っていて、食欲がないと言っていて、おしっこが出ないと言っていて……うーん、プロブレム(問題)が多すぎる〜と混乱してしまいがちです。

でも、これはすべて心筋梗塞とそれに合併した心不全のせい、と解釈すればすべて一元的に説明できます。心筋梗塞で胸が痛み、肺水腫になって呼吸困難が起き、労作時の呼吸苦で歩くのがつらくなり、冷や汗をかき、体重が増え(浮腫のため)、食欲が低下し、腎血流量が低下して尿量が落ちます。全部一元的に説明できる。

複数の現象が同時に起きているとき、それがシンプルな一つの原因からきていると考えると説明しやすい。これを「オッカムの剃刀」といいます。ベッカムの髭剃りじゃないですよ。オッカムさんという人が考えたといわれるこの法則は、カミソリのように不要な解釈を削ぎ落とし、シンプルな解釈にまとめ上げていきます。

教育プログラムをつくるときや、病院のミッション、理念を考えるときもシンプルな思考は重要です。 ともすると病院の理念は数が増えていき、とても覚えられない分量になって結局誰も覚えていない、という本末転倒に陥りがちです。これを例えば、「患者が幸せになり、自分たちも幸せになる病院」みたいに収斂させていけばよいのです。病院のミッションは基本的に一つ、多くても三つでよいとぼくは思います。で、「医療の質」とか「患者の安全」とか「患者満足度の向上」とか「研修教育機能」とか「ワークライフバランス」といったそれぞれのアイテムは、患者が幸せになり、自分たちも幸せになる病院というたった一つのミッションを達成するための〝手段〟になるのです。

目的と手段。この混同はよくあるロジカルシンキング上の誤謬です。目的（ミッション）を明確にする。ミッションを明確にするには数が少ない、シンプルなミッションがよい。細かい具体的なアイテムは、ミッションを達成するための手段にすぎない。そう考えれば従業員すべてが同じミッションを共有でき、そのミッションに向かって意思を統一させ、同じ目標に向かって歩んでいく強固なチームができあがります。シンプルに考える。オッカムの剃刀は組織づくりや組織の成長のためにも重要なのです。

スピーチやレクチャーにおいても「シンプルに考える」は大切です。初心者の講師はどうしても一所懸命勉強して、「自分が勉強した成果をすべてスライドにぶち込んで見せないと」と肩に力が入ってしまいます。これも目的と手段の混同ですね。勉強したりスライドを作ったりするのは「相手に大事な情報を伝える」ための手段にすぎません。手段に凝りすぎて、聞き手が「おなかいっぱい」になってもう聞くのは嫌だ、とうんざりした気分になったらそれこそ本末転倒です。「私はこんなにものを知ってます」「こんなにがんばってスライドを作り込みました」を示すことが目的化してしまう(手段なのに)のもよく見る誤謬です。

スライド作りもとことんシンプルにしましょう。一つのレクチャーではテイク・ホーム・メッセージ(これだけは覚えて帰ってね)というのをつくるのですが、**テイク・ホーム・メッセージは一つだけのシンプルなもののほうが記憶しやすいです**。まあ、多くても三つ。どんなに詰め込んでも七つまでが限界です。専門家に向けたプロフェッショナルなレクチャーなら複数のテイク・ホーム・メッセージもありですが、一般職向けに感染対策や医療安全を論じるときはテイク・ホーム・メッセージを一つに絞ったほうがより効果的です。そして、スライドも文字数を極力減らし、大きな文字を使って、「患者を触る前に手指消毒! 触ったあとも手指消毒!」みたいな超シンプルなスライドは記憶に残ります。ごちゃごちゃ読めない文字やグラフを詰め込んだスライドを十秒ちょっとでどんどん回していくレクチャーのなんと多いことか。

「シンプルに考える」と「イージーに考える」の違い

というわけで、日常診療においても、組織づくりにおいても、発表その他においても「シンプルに考える」ことはとても役に立ち、また重要でもあります。

しかしながら。

間違えてはいけません。「シンプルに考える」と「イージーに考える」は同義ではないのです。

シンプルに考えるとは、思考の結果です。たくさん考えに考え抜いて、無駄なものを省き、削ぎ落として、その挙げ句の果ての「シンプル」です。イージーに考えるとは、要するになんも考えていないことです。思考停止こそがイージーな思考とほぼ同義といってもよいでしょう。

「患者さんが発熱したら、とりあえずメロペンいっとこうや」

これがイージーな思考です。なぜ、メロペンなのか。そこには思考がまったく見えてこないのです。

「発熱患者がいる。血液検査をすると白血球が高く、CRPも高い。炎症所見だ。では、なぜこの患者さんに発熱があるのだろう。この患者さんは透析患者だ。透析患者は週に三回、血液透析という『皮膚に穴を開ける処置』を施されている。ということは、皮膚から血管内に細菌がエントリーするリスクを有しているということだ。皮膚から入る菌は、皮膚にくっついている常在菌だ。その多くはブドウ球菌であり、そのブドウ球菌の多くはいわゆる『メチシリン耐性』菌、つまりカルバペネムを含むβラクタムがまったく効かない菌だ。この患者さんには肺炎の徴候はない。尿路感染の徴候はない。消化器症状はまったくなく、胆道感染や腸炎も考えにくい。特に〝どこ〟という臓器を示唆する所見のないまま透析患者が急に熱を出し、血液検査で炎症所見が見られている。透析を契機にした血流感染の可能性がきわめて高い。その原因はおそらくはグラム陽性菌で、βラクタムの耐性菌だろう。カルバペネムは効かない可能性が高い。メロペンいっとけ、の単純思考はやばそうだ。メチシリン耐性菌の特効薬はバンコマイシンだ。血液培

養で原因菌を検索しつつ、バンコマイシンでまずは治療し、ここでメロペンなんぞは使わないのが妥当だろう(0・01秒)」

という複雑な思考プロセスを終えたあとに、シンプルに「血培取ってバンコ」という判断が生じるのです(最後の0・01秒は『東京大学物語』へのオマージュですが、ご存じの方はほとんどいないですよね……)。

シンプルに考える。これは**あれやこれやの条件を一所懸命考え抜き、捨象しても(捨てても)よいことを捨てて、捨てて、捨てて、捨てて、そうやって削ぎ落としていった先にある「シンプル」**です。

イージーに考える。これは**最初から思考や検討を諦め、適当に「ま、こんなもんでええやろ」と方針を無思慮に決めてしまう思考停止な態度です。**

シンプルとイージーは真逆な態度なのです。

イージーに考えないためには、知性だけでは不十分です。頭がよくても、面倒くさがりな態度、キャラの連中はすぐに「ま、メロペン」と思考停止に陥ります。

ロジカルシンキングにはキャラが大事、性格が大事なのでした。**安易にあきらめず、適当にあしらわず、粘り強く真実と正しい医療を追求する態度、キャラ、性格にこそ、医療現場で役に立つ知性が生まれます。**

竹を割ったような思考はロジカルではない

「シンプルに考えよ」と言っておきながら、いきなりちゃぶ台ひっくり返すんじゃないよ。そんなブーイングが聞こえてきそうですが、まあまあ、少し抑えて抑えて。私の話も聞いてください。

「シンプルに考えよ」とは複雑に見える事象から根っこの一番大事なところを抽出し、わかりやすい形に変換することです。この変換作業そのものはわりと複雑です。しかし、**「竹を割ったような思考」とは、複雑な事象を最初から単純化して、白か黒かでぶった切ってしまう態度のことを言います。**

ところで、最近興味深い研究が発表されました。アメリカの入院患者は、女性医師が主治医になったほうが、男性医師が主治医になった場合よりも死亡率が低かった、というものです。ハーヴァード大所属の日本人、津川友介先生たちが行った研究です。すごいですね。Tsugawa Y, Jena AB, Figueroa JF, et al. : Comparison of Hospital Mortality and Readmission Rates for Medicare Patients Treated by Male vs Female Physicians. *JAMA Intern Med* 2017 ; 177(2) ; 206 - 213.

これはぼくの実感とも合致しており、「そうだろうなあ」という感じです。どちらかというと、男性よりも女性のほうが「自分が間違っている可能性」に自覚的なんですよね。自分が間違う可能性をしっかり自覚、吟味している人は間違えにくい。一方、マッチョな男子は「俺は正しい」と強固に主張しちゃう人が多いように思います。「正しい」という強固な信念は間違いを気づかせません。で、失敗するというパターン。

ま、これが説明のすべてとは思いませんが、女性医師のほうが男性医師よりも医療においてよりよい結果を出しやすい、というストーリーはいかにもありそうな話だとぼくは思うのです。

ただですね。ここでこの話に飛びついて「そうか、女の人なら全部いいんだ。男の医者ってだめだよね」と白黒ハッキリ、全肯定、全否定して、「竹を割ったように」バッサリ、というのが失敗のパターンです。

確かに総じて言えば、女性医師のほうが(あえてざっくり言うならば)「よりよい医療」を提供しているかもしれません。でも、それはあくまでも平均値の話。女性医師のなかにもパフォーマンスがパッとしない人もいるでしょう。男性医師以上に「俺様は正しい!」とマッチョにふんぞり返ってる女性医師だっています(見たことあります)。ぼくは「男性の悪いところ、醜いところ」を真似しようとする女性の気持ちがよく理解できませんが、もったいないですよね……って話がそれちゃいましたが、男性医師のなかにも女性医師以上に患者さんによい医療を提供している人だっているのです。

全体としてはこういう傾向にありますよ、という研究を小耳に挟んで、それを個々の事例に全部当てはめるという「過度の一般化」は怪しく、そして危ういのです。

冷静になって考えてみれば、異なる集団を比較した場合、両者がピッタリいっしょなんてありえないと思いませんか？　ヴァレンタイン大統領みたいに（知らないよね？）パラレルワールドからもう一人の自分を持ってこない限り、「私」と「あなた」は微妙に違っているのです、必ず（いや、パラレルワールドにおいても、一卵性双生児においても、本当は「微妙に」違っているとは思いますが）。

そうすると、**異なる二つの集団（ま、いくつでも構いませんが）を何かを基準に比較すれば、両者に差が生じるのはむしろ自然と考えるべきです**。ピッタリ同じ、ということはかなりのマグレでない限りは、普通はない。

よく「統計的に有意差がない」って言うじゃないですか。あれはでも、〝違いがない〟ことを証明したのではなくて、〝違いが小さすぎて、意味がない（可能性が高い)〟という意味なのです。

そうだなあ。例えば、身長一六六cmの人と、身長一六七cmの人がいるとするじゃないですか。皆さんだったら、どっちが「高身長」だと思いますか？　ちなみにぼくは自己申告で身長一六七cm、実際に測定するとたいてい一六六cmの人です。さあ、「慎重に」考えてみてください(オヤジギャグ炸裂)。

おそらくは、身長が一六六cmであろうと、一六七cmであろうと、ほとんどの人は〝たいした違いじゃない〟と考えるでしょう。人間の身長は朝と夕方では違いますし、シークレットシューズ(知ってます？)でも履けばすぐにひっくり返る。この身長差を指摘できない人も多いでしょうし、まあ、ぶっちゃけ、どっちにしたところで、たいした身長ではありません(自虐)。

というわけで、異なる集団がまったく同じ、ということはなく、よくよく見ると両者に優劣を見出すことは可能かもしれません。島根県出身の医者と、鳥取県出身の医者。身長(こだわるね)一六六cm未満の医者と、それ以上の医者。比べたら、入院患者の治り方には(たとえわずかであっても)差が生じるはずなのです(それがマグレの可能性ももちろんありますが)。

というわけで、**異なる集団が「異なっている」のはむしろ自然です**。だから、そのことそのものはたいした驚きではないし、別に否定するほどのこともありません(たぶん、事実だし)。

問題はその先です。

俗に言う「差別主義者」の人たちは、「違い」の存在を差別の理由にしようとします。白人に比べて黒人はどーちゃらとか、〇〇大学出身者は××大学に比べてこうだとか、ナースに比べてドクターはとか、男に比べて女は、みたいなやつです。

でも、誰かと誰かが違っているのは、これまでの説明からも「当たり前」です。そしてそこに「優劣」が生じるのも「当たり前」です。

さて皆さん(今回は振り回しますよ〜)、地球から見て、月って近いと思いますか？　遠いと思いますか？

この問題に対する「正しい答え」はありません。そこのコンビニエンスストアに比べれば無茶苦茶遠いでしょう。海外旅行に行くよりも遠いでしょう。でも、太陽系の外から見たら「近い」と言えるでしょうし、銀河系の外から見たら「ぜんぜん同じ場所」と言えるのではないでしょうか。

要するに、違いは「ある」のだけど、それに重きを置くかどうかは、「見方の問題」なのです。そこに絶対的な基準はない。

誰もに「違い」はあります。問題は、その違いを「差別」の正当化に使えるか？　使えないか？　です。言い換えるならば、その違いは差別を許容するほどの大きな違いか？　ということです。「ペット持ち込みお断り」な店は多いです。店的には「人間」と「人間以外」は扱いを異なるものにさせる「大きな違い」です。でも、「〇〇人お断り」はおそらく大問題、大スキャンダルになりますよね。

「違い」の大きさを〝大きい〟と見るか、〝たいしたことはない〟と見るか。その基準は主観「だけ」です。科学的な基準や正しさや真理は存在しません。「竹を割ったような」論じ方を好む人は、すぐにグループ分けして、「あれ」と「これ」を分断します。しかし、見方によっては、両者は(違ってはいても)「微妙な違い」にすぎないのかもしれません。

採血の上手い、下手で看護師の待遇を変えるべきでしょうか。おそらく「上手い下手の違い」はあると思いますが、その程度のことで待遇を違えるのは差別的と言えるでしょう。

「違いはある」、でも「区別しない」。このようなアクロバティックな思考方法が必要になるのです。ね？　複雑でしょう？　竹を割ったような思考ではこういう発想は出てきません。

女性医師のほうが男性医師よりも優れている。確かに、そうかもしれない。でも、ぼくはそれを肯定的に捉えたいと思います。女性医師を観察してたら(見とれてるって意味じゃないですよ！）、ぼくを「よりよい医師」にするキッカケを見つけることだってできるかもしれません。男性であることは、ダメな医師のレッテルを貼ることとは違います。男性であることは、乗り越えるべき（そして、おそらくは乗り越えることのできる）ハンディキャップなのだとぼくは思います。まあ、そう思ったほうが健全だし、ぼくを「よりよい医者」にする可能性が高い。シンプルに考えるためには、今回みたいに「ねっとり考える」ことが大事です。両者は矛盾しているようで、じつは矛盾していません。

過度の単純化はしない

「竹を割ったような」思考、イエス・ノーの二元論は危険だよ、という話をしました。こういう白黒はっきりさせなきゃ、というものの考え方は、まあ言うなればば「子どもの思考」です。大人はその間にあるグレーゾーンも考えなくてはなりません。

白、黒、グレーの三択問題にせよ、と言ってるんじゃありませんよ。それじゃ、単に二元論が三元論になっただけです。そうではなく、グレーにもいろいろあるってことです。白に限りなく近いグレーとか、黒に限りなく近いグレーとか。グレーの「程度」を考えると、その選択肢はほぼ無限大に存在するのです。
イエス・ノーの二択問題は簡単ですが、選択肢が無限にあると、何がよいのか簡単には言えません。よりレベルの高い問題になるのです。そのような頭の使い方こそが「大人の思考」なのです。

残念ながら、大人でも「子どものように」しか思考できない人は多いです。

第7章で申し上げたような、いわゆる差別主義者は「子どもの」思考しかできない人です。彼らの特徴は「過度の一般化」です。全体として、AよりもBのほうがこれこれな傾向があるよ、という話を「Aは全部イエス、Bは全部ノー」という二択問題に落とし込んでしまうのです。
このような「子どもの」思考しかできない大人は案外多く、しかも、俗に「頭がいい」と言われている人のなかにもめずらしくありません。ソーシャルメディアを見ていると、医者とか弁護士が平気で特定の国籍の人物を非難したりしています（いわゆるヘイトスピーチです）。女性蔑視の発言も多いですし、最近は「男なんて所詮」という男性蔑視の発言もあります。これらもみんな「過度の一般化」の罠に落ちているのです。怖いですね。

成熟とは曖昧さに耐えることのできる能力のことであると心理学者のフロイトは言ったそうです。**曖昧さ、グレーゾーンの存在を認め、白黒はっきりできない世界のあり方を認め、その難しさに耐えて生きていくこと。これが大人の成熟です。**残念ながら、日本の医者とかは知能指数ばかり高くて成熟度の足りてない人が多いんですよ、大学とかにいると、そんで教授会とかに出ると特に医者の未成熟っぷりを見せつけられてムカつきますわ、まあ、皆さんに言っても詮無いことですが。もちろん、ここでも「日本の医学部の教授は全員ほにゃらら」という過度の一般化はいけません。そういう人が一定数いてとても迷惑だなあ、て話なだけです。

話は変わりますが、先日、某病院で麻疹患者が発生したんです。で、入院したのだけれども診断までに日にちがかかり、すぐには隔離されなかった。麻疹は空気感染しますから、個室にいるだけでは防御ができません。ウイルスはどんどん遠くまで飛んでいきます。で、現場の看護師はパニクるのです。

「病棟の担当ナースもリスクはありますか？」

「ま、あるかないかと言われればあります。麻疹のワクチン打ってない人もいたようですし、たとえ打っていたとしても修飾麻疹のリスクもありますから」

「病棟の患者さんは？」

「まあ、高齢者の多い病棟なので、麻疹抗体を持ってる人が多いですよね。でも、リスクはゼロとは言えません」

「受診したときの受付の人とかもリスクはゼロではないですか？」

「空気感染ですからね。受診したとき通った通路、そのときいた患者さん、スタッフ、みんなリスクはあると言えばありますよ」

「ええ〜〜〜、じゃ、可能性のある人はみんな休職させたほうがよいですか？」

「なんで？」

「だって、麻疹って発症前日から感染力が出るんでしょ。無症状でも〝可能性は否定でない〟じゃないですか」

「あのですね、その〝可能性は否定できない〟って思考停止状態ですよ〜〜〜のキーワードなんですよ」

「え？」

「可能性はもちろんありますよ。でも、何にだって可能性はあるのです。今から地震と津波が起きるかもしれないし、隕石が空から落ちてくるかもしれない。〝可能性は否定できない〟です。でも、そんなわずかな可能性を全部顧慮していたら、もうノイローゼになって何もできなくなっちゃいますよ」

「だって〜〜」

「確かに、麻疹は空気感染しますけど、だからこそ『程度』の問題が大事なんです。患者さんをケアしていた濃厚曝露者と、廊下ですれ違っただけの人とを同列に扱ったら、みんな休職でこの病院を閉院しなきゃいけないじゃないですか。それで迷惑し、健康を損なう患者さんのリスクも考えてください。そもそもですね。ほんの十年くらい前は日本は麻疹はほったらかしのやりたい放題時代でして、ワクチンの接種率も低く、毎年何万人、何十万人という麻疹患者が発生してたんですよ。確かに麻疹は怖いけど、でも大多数は治癒するんです。それがたった一人の患者さんが発生したからって急にパニクるとかおかしいでしょう」

「だって〜〜」

「リスクはゼロではありません。でも、ゼロのリスクをも求めると(医療が停滞するなど)他のリスクが生じてきます。曝露のリスクの高かったスタッフはまずモニターしましょう。感染徴候が出てないか注意し、もし発熱や皮疹があったらすぐに受診させます。この際だから、彼らの麻疹抗体価を測り、抗体がついてなかったら、ワクチン打つのもよいでしょう。だいたい、医療機関のくせにスタッフがワクチン打ってなかったり、抗体測定してないってのがそもそも非常識なんですよ」

「だって〜〜〜」

「普段の準備がいい加減だから、いざというときにパニクるのです。でも、まあ災い転じて福となすです。せっかくだから、これをいい機会にして、スタッフの抗体測定とワクチン提供を病院のルールにしましょう。病院長や理事長には『不祥事が起きたらどうする？』と言って脅かせばいいんですよ。彼らはスキャンダルを死ぬほど嫌いますからね」

「またそんな悪賢いことを」

「で、接触の度合いが小さく、おそらくは幼少時に麻疹にかかっていた可能性が高い同じ病棟の患者さんは、リストアップして症状をモニターしておくだけでよいです。抗体測定は煩瑣《はんさ》ですしコストもかかるし、説明も大変です。もし病棟スタッフのなかで『第二の患者』が出たときには、すぐに輪を広げて、患者さんの抗体測定もすればよいのです。これを『リング』といいます。接触のリスクがさらに小さい外来のスタッフや外来患者も同様に対応します。〝可能性がある〟で思考停止にならず、〝どのくらい可能性があるか〟という程度の問題に転化するのです」

とまあ、日常の医療においてもこの「過度の一般化」＝〝可能性は否定できない〟、で思考停止に陥ってしまうケースは少なくないのです。これも必ずグレーゾーンを意識して〝可能性はあるか〟ではなく、〝どのくらい可能性があるか〟という問題に置き換えて、「程度の問題」としてメリハリをつけた対応をします。

感染症のリスクは「ある」「なし」のデジタルなものではありません。針刺しのときのＨＩＶ感染率は一％未満です。もちろん「ゼロではない」ので対応は必要ですが、頭真っ白になってパニクってもいいことは一つもありません。麻疹のリスクも同様。感染症以外のいろんなリスクも同様です。例えば、喫煙は健康によくありませんが、「タバコを吸ってる」でもうその人の人生終わってる、みたいに極端な全否定をする医療者は少なくありません。タバコを吸っていても天寿を全うされる方もいますし、そもそも「何本吸っているか」によってもリスクの程度は違います。

「じゃ、お前はそういうリスクをほっといていいのか？」みたいな反論がまさに「子どもの思考」、二元論です。もちろん、リスクに対応するな、と申し上げているわけではありません。そうではなくて、リスクの度合い、「程度」に応じて対応すべきで、全肯定、全否定をするなって話なだけなんです。

ところで、「曖昧さに耐える」とは「世の中のことなんかわからない。曖昧だから。もう、知らん」という態度のことではありません。これはこれで一種の思考停止ですからね。

過度の一般化、「すべての○○は××である」みたいな言い方は間違いであり、**そこには常に「程度の問題」がついて回ります。**だから、未来予測や「正しい対応」の選択は難しい。難しいけれども、**「おそらくは正しい対応」というものはあるはずです。それを模索していくのが大人の対応、「曖昧さに耐える」ということなのです。**

第11章

「教えすぎ」に気をつけて

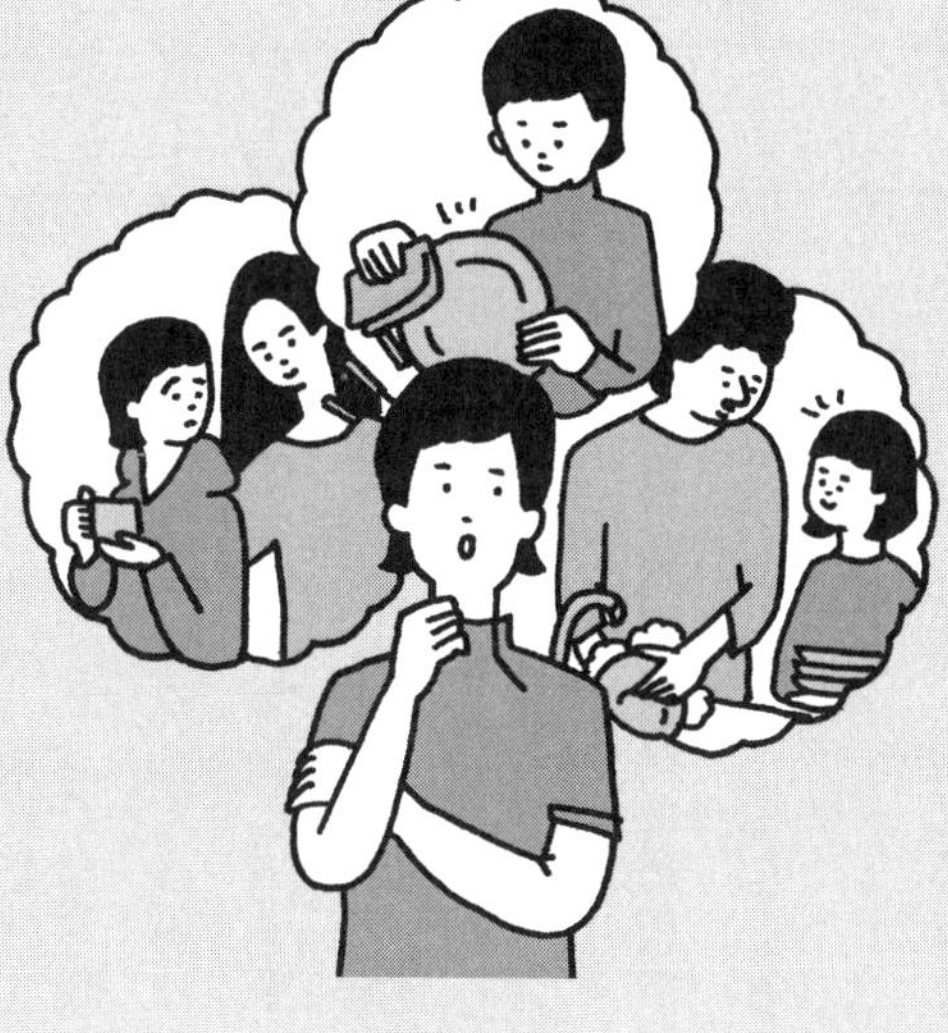

イエスといいつつ、ノーという

われわれ医療者はしばしば「何が正しいのか」を追求します。もちろん、間違っているよりも正しいほうがいい。その考え方はまっとうなものです。しかし、「正しさ」の根拠が一方的で多様な価値観を無視するようなものになると、単なる「正しさの押し売り」になってしまう危うさが生じてしまいかねません。

フランス文学研究者にして哲学者の内田樹先生は合気道の達人でもあります。内田先生が若いころ、道場に入門しようとしたとき、師匠は入門の動機を尋ねました。内田先生は「喧嘩に強くなりたかったから」と答えたそうです。そのときその師匠は「うむ、今はそれでいい」と答えたのだとか。

「今はそれでいい」という「イエス」の答えは、じつは「将来いつかそれではだめになる」という「ノー」の答えでもあります。イエスといいつつ、ノーという。

要するにそういうことです。

若手を教えるとき、しばしば起きる問題が「教えすぎ」です。最初から一〇〇点満点を目指して間違っているところを全部逐一修正してしまう。箸の上げ下げにまで口出ししてしまう。このような「教えすぎ」の弊害は大きく分けると三つあります。

〈教えすぎの弊害① 「うざい」と思われる〉

一つ目は、端的に言えば「うざい」と思われてしまうことです。人間、「わかっちゃいるけどやめられない」ことはあります。「お前には言われたくない」ということもあるでしょう。**過度にしつこいマイクロマネジメントは若手のやる気をそぎ、意欲や向上心を萎えさせ、「うっせーなあ、このク〇ババア」的な反抗心を惹起します。**

それが「正しければ」なおさら惹起します。間違っていれば正当に反論できるものも、「正しいこと」がゆえに恨みの気持ち＝ルサンチマンを生じてしまうのです。「そのとおり　だからよけいに　腹が立ち」という川柳があるくらいです。

〈教えすぎの弊害②　指摘が「正しい」とは限らない〉

二つ目の問題は、**そもそもその指摘が「正しい」とは限らないことです。**

経験主義のよいところは、経験値を上げていけばいくほどいろんなことができるようになることです。初勤務のときは右も左もわからなかった新人が、あの経験を積み、この経験を経てだんだん右も左もわかるようになってきます。五年、一〇年とたつと病棟で起きるたいていの業務、たいていのトラブル、たいていのアクシデントにも簡単に対応できる能力が身についてきます。それが経験値の積み上げというものです。

しかしながら、経験主義には致命的な欠点もあります。それは、**ベテランになってくればくるほど表面上「できる」ことが増えてくるせいで、その人物が勉強しなくなってしまうことです。**

若いころ教わったことでも、新たなエビデンスがつくられ、端的にそれが「間違っていた」ということはあります。吸痰のしかた、針刺し予防の方法、手指消毒、褥瘡ケア。新たなエビデンスがつくられ、これまでに教わった「経験」を捨てなければならないことも多々あります。

しかし、ベテランになり、経験値を積み、できることが増えてしまったがゆえに勉強意欲がそがれ、教科書や論文を読まなくなり、新たなエビデンスの存在に気がつかないベテランはたくさんいます。そして古いプラクティスにしがみつき、勉強している若手を白ませるのです。日本では目上の存在にものを言うことは「たてつくこと」と誤解されることが多いので。

ぼくは外国語フェチでいろいろな国の言葉を学ぶことが好きです。さて、日本語には「老害」という言葉があります。嫌な言葉ですね。加齢によっていろいろな能力が落ちてくるのは万国共通のことであり、別に日本固有の現象ではありません。ぼくも最近老眼が進んでこの原稿を書くのもちとつらくなってきています。しかし、老いによって各能力が徐々に落ちていく現象が万国共通のことであってもそれが「害」と呼ばれるのは、ぼくは日本語においてしか知りません(ご存じでしたら教えてください)。

では、なぜ日本語のみに「老害」たる呼称があるのでしょう。それは日本において過度の経験主義が流布し、学び続ける態度がなくなり、ぶっちゃけ学校を卒業するとまったく勉強しなくなり(医学部卒業生にこの輩《やから》はとても多い!)、経験だけを頼りに若手を指南してしまうからです。だから若手に「老害」と陰でささやかれるのです。

そもそも「正しさ」の基準は単一のものとは限りません。時代や文化、土地柄などによっても正しさの基準は異なりますし、個々人によってもそれは異なるものです。どうしてもわれわれ医療者はものごとを医療中心に考えがちです。確かに健康は大切な価値の一つですが、価値のすべてではありません。

かつてぼくはある女性の関節リウマチを治療していました。現行の治療薬ではなかなか治療効果が出ず、「やはりエビデンスがしっかりしている生物製剤を使ったほうがいいですよ」と「正しい」説得を試みました。

しかし、この方は経済的に困窮しており、高額なバイオには金を出せない、と変形した両手を動かしながらぼくに訴えます。

「いま生物製剤を使うと子どもを保育園に通わせる金がなくなる。保育園に行けないと仕事ができなくなり、さらに貧乏になる。自分の手よりも子どもの保育園のほうが大事」と彼女は言うのでした。彼女の見解もまたとても「正しい」ものでした。彼女の価値観のなかではぼくの意見よりもはるかに「正しい」ものでした。

正しい見解は一つだけとは限りませんし、その「正しさ」の度合いは各人の世界観や価値観によって異なります。しばしばわれわれは自分目線、医学目線、医療目線で価値や正しさの押し売りをしていないかどうか、厳しくチェックする必要があります。若いスタッフに「正しい」医療、「正しい」看護を教える場合も自分の価値観を押しつけていないかどうかの検証は大事です。

教えすぎの弊害③「自分で気づいてもらう」チャンスを潰す

三つ目に大事なのは「自分で気づいてもらう」ことです。内田先生の「今はそれでいい」というイエスでありながらノーである見解です。そのときはわからなくても、五年、十年経ってハッと気づくことも多々あります。そのときまで敢えて待ってあげる辛抱強さが教育者には必要なのですが、教育者ってしばしば真面目で熱心ですぐに問題解決しようとするので「待てない」のですね。

でも他人に言われて表面上の納得しかできない場合と、自分でハッと気づいて深いところで腑に落ちた場合では理解納得の深度が異なります。

一度かっこに入れて待ってみることを「**エポケー**」といいます。この人には今指摘するよりも、自分で気づくまでじっと待ち、今はエポケーにしておいたほうがよい、ということは多々あります。それはしばしば態度やキャラの問題です。態度やキャラって自分で気づいて直そうとしないとなかなか直らない。もちろん、指摘してあげたほうが親切なこともありますが、**「待つことが大事」なこともあるのです。教育においては粘り腰や、「イエスといいつつノーという」という二枚舌、曖昧さ、グレーゾーンの活用は重要です。**

「エポケー」は思考停止とは違います。思考停止はそこで考えるのをやめてしまうこと。エポケーは「とりあえず」今は判断保留にして、今すぐ決めないことです。思考停止は考えないこと、エポケーは長い時間をかけて考え続けることの宣言です。考え続けましょう。

第12章

上手な議論のしかた

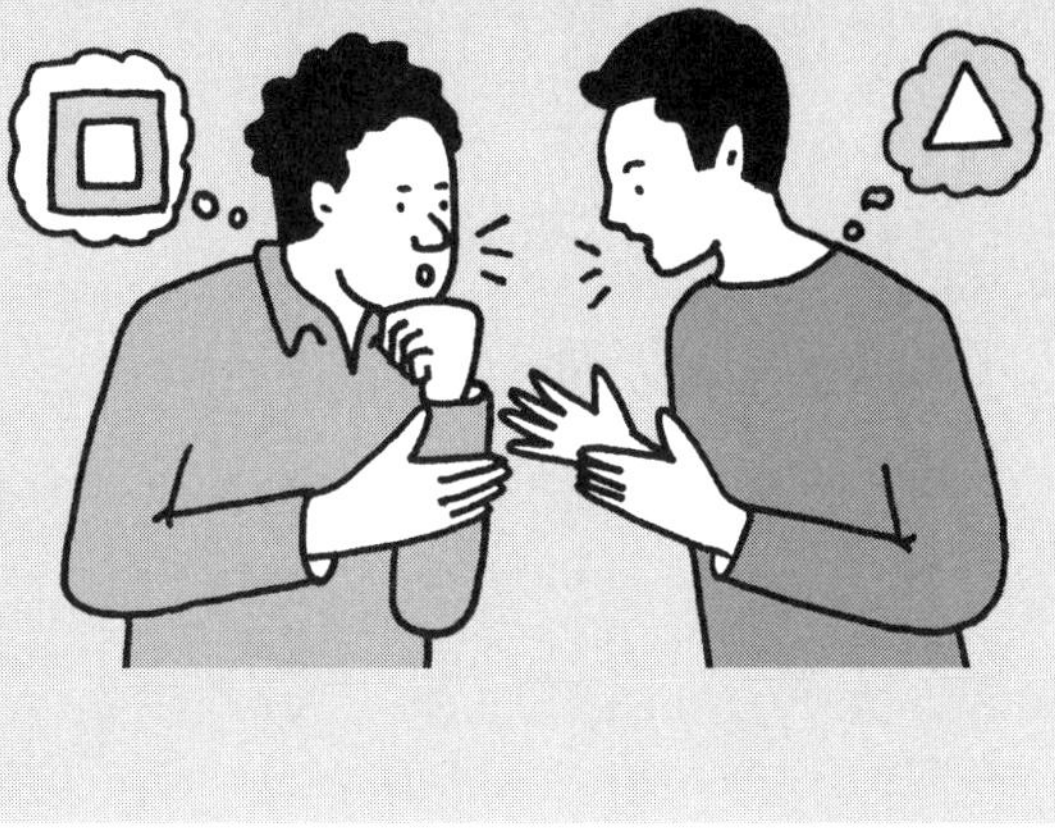

議論の理由を明確にしよう

一般的に医療者は議論が下手ですね。もちろん例外はありますが。

まず、医者。権威に頼りすぎ。ロジックを使わないから、階級が上で、でかい声で年取ってて、怖そうな先生の意見ばかりが通る。

次にナース。権威に頼りすぎ。ロジックを使わないから、やはり階級が上で、でかい声で年取ってて、怖そうな師長さんや部長の意見ばかりが通る。

次に……あ、結局どこのセクションも似たり寄ったりやな。

日本人一般もそうなのですが、**特に医療畑は「議論をしていい人」と「してはいけない人」を区別しすぎです。**これは議論という「こと」の問題を「人」の問題に転換しているから起きる、ありがちな失敗のパターンです。

議論は誰と誰がやったっていいんです。参加資格のない人はいない。要するに議論の結果、よりよいアイディアが生まれて、問題が円滑に解決することが大切なんです。「お前に議論に参加する資格はない」と言っている人は、問題解決よりも権威の保全を大切にしています。こういう組織はうまくいきません。

部下や部外者からの意見は組織をよくするための貴重な資源と考えるべきです。部下が意見を言ったからといってかわいがるのをやめたり、昇進を阻害したりするパワハラは組織を弱くします。このパターンの失敗は日本型組織にじつに多い。

一番貴重な「部外者」はなんといっても患者さんです。患者さんの意見こそが病院をよくする一番の糧であり、逆に患者さんの言葉に耳を傾けない病院によい病院は皆無です。ならば。患者さん以外の人たちのコトバだって、ちゃんと耳を傾けなければならないのです。

この点、一番ダメなのがなんといっても医者です。その証拠に、多くの医療者、コメディカルたちは医者に意見を言いたがらない。なぜ言いたがらないかというと、聞いてもらえないからであり、悪くすると怒鳴りつけられたりするからです。

もちろん、議論ですから、相手が誰であれ反論される覚悟はもたなければなりません。「意見は言いたいけど、反論はされたくない」などという卑怯な態度では議論は成立しません。けれども、医者が権威的な態度バリバリに「お前たちの意見なんて聞いてやるもんか」という態度をとっていては、とても病院はよくならない。

先日、ある部署のある医者が不要な喀痰検査をしていました。無駄な検査をすると、細菌検査室のスタッフが無意味な検査のために仕事をしなければなりません。そこでぼくは「その検査は不要で、臨床的に無意味な検査をすれば、検査技師さんハラスメント、技師ハラになりますよ」と申し上げました。

すると、その医者は逆ギレして「なんの権限があって俺様に文句を言うんだ！」と怒り出しました。ただ、その医者にとって気の毒だったのは、イワタは恫喝的な医者の怒りには絶対に絶対に絶対に屈しないということです。相手が年上だろうが、上役だろうが、どのような権限をもっていようが関係ありません。

よって、その喀痰検査がなぜ無意味なのか、その検査がどれくらい臨床検査技師を苦しめているのか、徹底的に論難しました。

その医者が言うべきは、「なんの権限があって俺様に……」ではなかったのです。「喀痰検査はこの場合正しい、その根拠は」と反論していれば、ぼくもおとなしく意見を拝聴していたでしょうし、場合によっては「なるほど、先生の仰るとおりですね。ぼくの短見でした。すみません」と謝罪することだってあったでしょう。

しかし、この医者は「こと」の問題を「俺様に意見できるかできないか」という、立場の問題にすり替えました。どちらがボスザルか、を争うサルのように。ぼくはそういうサルみたいな医者は大嫌いなんです。が、ぼくの好き嫌いはどうでもよく、自分の権威や権力を笠に着て相手にマウンティングし、自分自身サルみたいになるのはもっと嫌いです。だから、**いつでもどこでも「こと」の問題からは絶対に外れたくないのです。**

医者がサルみたいに「俺様」「俺様」やっているから、臨床検査技師さんは不要な検査が不要な検査と指摘できません。だから、不要な検査だらけになる。必要な検査もできなくなる。結局、ソンをするのは医者であり、患者さんになるのです。「常に病院全体がよくなることを考えよ」をビジョンと捉えるならば、逆算して「臨床検査技師が自由に医者に物が言える」環境は必須です。

もう時効だからカミングアウトしてもいいかな。ぼくが十年ばかり前に神戸大学医学部附属病院に赴任したとき、気絶するほど驚いたのは「午後三時以降は髄液検査は受け付けません。あ、それから週末も」でした。

髄液検査は髄膜炎という命にかかわる緊急疾患の診断に必要です。銀行じゃあるまいし、午後三時以降は髄膜炎にならないでくださいなんてことはありえないし、「先週末のあの患者さんの急変、じつは髄膜炎だったんだよ。月曜日に判明しました」もありえません。

なので、ぼくは検査室の責任者と談判し、髄液検査は一日二四時間、一年三六五日できる検査でなければならないのだ、とその根拠を添えて意見しました。

すると、「岩田先生、先生の仰ることはごもっともです。でも、神戸大の医者は、夜中に緊急で〝腫瘍マーカーを出せ〟とか無茶苦茶を要求してくるのです。こういう無駄な検査が増えると技師は疲弊してしまいますから、ついつい防御的になり、あれもできない、これもできない、となるのです」と言われました。ぼくはこう言いました。

「なるほど、ごもっともです。では、今現存している無駄な検査をすべて教えてください。各診療科を回って教授たちと談判してでも絶対にやめさせます。だから、髄液検査は午後三時過ぎても受け付けてほしいんです」

ほらね。職種関係なく、「こと」の問題に注目し続ければ、生産的な議論もできるし、病院の改善にも資するでしょう。「俺様に意見するとはなにごとだ」とか言っていたら、何も生まれないんですよ。

ナースは医者ほどひどくはありませんが、やはり相当ひどいです。セクト主義が強くて、「看護のことは看護が決めます。ドクターは口を出さないでください」とすぐに言われます。

関係ありません。看護のことも医療ですから。改善が必要なことなら、患者さんも医者も、誰だって意見していいはずなんです。それが病院をよくする限り。

上手に議論するための第一歩は、「なぜ議論をするのか」を明確にすることです。議論に勝つことは目的ではありません。議論に負けたっていいのです。ベターな結論に導かれさえすれば。そして、「なぜ議論をするのか」が明確になれば、「あの人とは議論するけど、この人とはしなくてよい」ということはありえないのです。

三～五年目の医者が急にパフォーマンスが悪くなり、そのままダメ医者のままで終わってしまうケースを散見します。理由は明らかです。それまではいろんな人が「そんなことしちゃダメですよ」と意見してくれたのに、ある程度年数が行くと、「あいつに言っても無駄だ」と口を閉ざしてしまうからです。この時期に勘違いしてふんぞり返って肩で風切って歩くようになる医者が一番、危ない。

しかし、それは対話の断絶、議論の目的喪失からくるものでして、どんな医療者にもついて回るリスクなんです。もちろんナースにも。だから、議論はちゃんと、誰とでも、まじめにまともにやんなきゃだめなんですよ。

意見を通す方法

学生の臨床実習をリフォームしよう、という議論がある会議で起きました。ベッドサイドの実習が終わったあと、筆記試験で学生を評価していたのですが、ローテートした全科の試験をするので学生の負担が大きいこと、試験を作る教官の負担も大きいこと、期間が長くてベッドサイド実習の期間が短くなるという本末転倒が起きていたこと、なにより、ベッドサイドの実習の評価を筆記試験という「知識」のテストで評価できるんか、というそもそも論など、弊害がたくさん指摘されていたのです。

ぼくは、ベッドサイド実習の評価はベッドサイドで行うのが筋だと思っていいましたから、筆記試験の全廃を主張していました。そして、空いた時間を使って実習時間を伸ばすのです。神戸大の五年生の実習期間は各科わずかに一週間しかありません。これでは短すぎて、診療科見学ツアーにしかなりません。

例えば、米国時代にぼくが教えていたコロンビア大学の医学生たちは、同じ病棟で最低一か月は居座って、患者さんをあてがわれ、自ら診療計画を立て、日本の初期研修医以上に活躍していました。米国と日本では研修医の臨床力に大きな差がある、ということは以前から指摘されていましたが、それは両国研修医の先天的な能力差ではありません。医学部の教育システムの優劣が、両者の能力の差を広げていたのです。

しかし、大学というのは現状維持の重力に魂を奪われたオールドタイプたちが足を引っ張ってきます。「ベッドサイドの評価では公平性が担保できない」「筆記試験にもよいところはある」といった反論が出てきました。

この「公平性」を希求するがために見当違いな評価をする、というのは日本あるあるの失敗のパターンです。百発百中で的のど真ん中に弾を撃ち込むヒットマンなんだけど、そもそも的を間違えてたってやつです。うーん、例え話にイマイチ切れがないなあ。

あと、「なんとかにもよいところはある」はほぼ一〇〇%正しい言葉ですが、正しいがゆえに間違っています。問題は、よいところがあるかないか、というイエス・ノー・クエスチョンではなく、その「よいところ」と「悪いところ」のバランスがとれているか。労力に見合っただけの効果(コスト効果)があるかどうか、が大事なのです。

例えば、畑を耕すのにスポーツカーのポルシェを使うのはどうでしょう。すばらしいエンジンもついていますし、それなりに成果をあげることでしょう。しかし、高価なポルシェをそんな目的に使うのはあまりに的外れですし、お金がもったいなすぎます。汚れるし、傷もつくし。もっとマシな方法を考えるべきではないでしょうか。

とまあ、システム改善の思考プロセスとはこのように行うべきなのですが、これもここでの主題ではありません。

で、結局、各診療科でアンケートをとったのですね。すると、試験廃止派と、試験温存派がほぼ半数ずつで、真っ二つでした。では、あなたがこのような状況にある場合は……つまり、賛成反対が割れてしまった場合は、どのように話を進めますか？

最悪なのは、現状維持です。これでは半数の満足は得られてももう半数は不満が残ります。逆に、反対を押し切ってテストを全廃しても、ちょっと遺恨が残りますよね。これはこれで最善の策とは言い難いように思います。

で、ぼくが提案したのはこうです。

「では、テストを継続するか、廃止するかは各科個別に決めたらどうでしょう。テストを継続したい場合は継続、止めたい場合は止めて、別の評価方法を採用する。これなら誰の不満も出ないのではありませんか？」

はい、これにはまったく反論はありませんでした。

このように、**何かの問題が生じたときには、できるだけ多くの人が満足を得るような解決方法を模索するのが大事です。**関係諸氏の幸福総量とでもいいましょうか。

そして、現場の問題は……ベッドサイド実習のあり方などは、まさに「現場の問題」なのですが、**現場の個別性や多様性をリスペクト（尊重）して、なるたけ現場に任せるのが肝心です。**現場を知らない上層部が上から目線の机上の空論で勝手に決めるのはよくないんですよ。

ところで、このアイデアにはもう一つの伏線が張ってあります。

ベッドサイド実習後のペーパー試験の是非は各診療科で個別に決めることにしたとしましょう。事前のアンケートでは、テストの存続についての意見は半々でした。よって、「学生は半分の診療科ではテスト、半分の診療科ではテストなし」ということになるのでしょうか。ぼくは、そうならないと思います。

なぜなら、学生の立場からすると、ペーパー試験があるほうがしんどいからです。テストを学生に要求する診療科の心象は圧倒的に悪くなるでしょう。全診療科でテストを課していた時代には、「まあ、義務だから仕方がない」だったのですが、各診療科でテストの有無を決めているのですから、「なんであっちの科はテストがないのに、こっちの科はテストをやるんだ？」と不満に思うに決まっています。

そして、各診療科だって、学生の恨みを買うのをよしとしているわけがありません。その先には超現実的な医局員の確保、リクルートの問題だって絡んでくるのですから。それに、教官だって毎年毎年テストの問題を作るのは大変です。

というわけで、この問題、「両者の意見を尊重して」現場の自由にしましょう、とぼくは提案したのですが、じつはその先に「結局は、どの診療科もテストを廃止する方向に進むに違いない」という目算をもっていました。ただ、いきなり全廃を主張すると重力に魂を奪われたオールドタイプの逆襲にあいますから、そこは戦略を使ったわけです。どうです？　いろんな場所で応用できると思いませんか？　皆さまもぜひご活用ください、この戦略。

「意見を言う」覚悟を決める

議論をし、論争をするならば絶対に勝たねばなりません。負けるとわかってい
る戦はしない。通らないとわかっている議論もしない。意見するなら、通すのが
肝心です。で、自分の意見を通すための戦略について引き続き説明します。
まず、「意見を言う」覚悟を決める必要があります。ぼくが見るところ、
この「意見する」という時点で臆してしまっているナースが非常に多い。
「こんなこと、よー言わん」
「なぜですか」
「だって、相手は師長さんだし」
「いいじゃない。相手が師長さんでも、ちゃんと言うべきことは言わなきゃ」
「いやー……言いにくい」

「こんなこと、よー言わん」

「なんでですか」

「だって、相手は看護部長だし」

「こんなこと、よー言わん」

「なぜー」

「だって、相手はドクターだし……」

あなたにもこんな経験、ありませんか。

日本社会においては目上の人には意見しない、という残酷なルールがあります。え？　何が残酷か、ですって？　そりゃ、残酷ですよ。誰に対して残酷か、というと、相手の師長さん、看護部長さん、そして医者に対して残酷なのです。

他者から意見をもらえないということは、その方が進歩、改善する可能性がほとんどないことを意味しているからです。自分で気づかない限り。

ぼくは、よく病院の抗菌薬適正使用プログラムを支援しています。実働部隊は看護師と薬剤師のことが多いのですが、医者が不適切な抗菌薬を使っていても、連絡できない、指摘できないというのです。

「言えばいいのに。相手の医者だって、間違った抗菌薬を使ってて陰で薬剤師さんやナースにグチグチ言われ、嗤《わら》われてるのはかわいそうでしょ」

「でもー、なかなか声かけにくいし。怒られるといけないし。外来やってるときに電話するとすごい機嫌悪いし」

「まあ、確かに忙しいときに電話されるのは鬱陶しいけど。でも、そもそも抗菌薬適正使用プログラムで電話されるってことは、その医者が勉強不足で知識不足で、抗菌薬の使い方が間違っていて、だから電話されるわけで自業自得でしょ」

「ま、まあそうですけど。そんなこと、本人にはよー言わん」

「もちろん、お前は勉強不足で知識不足で抗菌薬の使い方もわからない、顔もスタイルもパッとしない、髪型も服装もセンスなくて……なんて直接本人を目の前にして言う必要はないです」

「んなこと、言えるわけないじゃないですか！」

「で、まずはですね。**電話をしたときは、〝聞く〟ことから始めるのです。**最初からしゃべってはダメ」

「えー？　でも意見しなきゃいけないってさっき言ったじゃないですか」

「もちろん、意見は言わねばならない。でも、相手は『他人の言うことを聞かない職種ベスト三』ランキングをやったら、確実に三位以内に入ってくる『医者』だよ。まともに、いきなり電話して意見したからといって通るわけがない」

「ま、そうですね」

「『俺には俺のやり方がある』、とか、『ま、話だけ一応聞いときますわ』とか、いろいろなレスポンスが返ってくるかもしれないけど、行動変容は起きない。まず、起きない」

「そうですねー」

「なぜ、医者が変われないかというと、他者の言葉に耳を傾ける習慣がないからだ。その理由もいくつかあるけど、最大の問題は〝医局制〟だとぼくは思います。あれってモロ、タコツボ社会で、医局の中で、すべてを決めてしまう。それも一人の教授が決めてしまう。教授が決めたことが、世界のすべて。医局の外が何を言っても聞かない。こういう一方向的な社会が、医者を意固地にし、他者の言葉に耳を傾けないスタイルを身につけさせ、そしてその結果、愚かな判断や無知があったとしても、彼・彼女自身がその事実に気がつかない。医局制はいわば、はっきり言って、医者の劣化装置だ」

「えー、そこまで言っちゃいますか」

「だって事実だから。でも、他人事だと思っていてはいけません。ナースもじつは同じなのです。『看護のことは看護で決めます。看護マターに口を挟まないでください』は師長や看護部長の常套句です。そして、ナースもトップダウンのヒエラルキーで、下の者が上の者にものを言う習慣がない。議論の習慣がない。よって、トップには他者の言葉は届かず、愚かな判断や無知があってもその事実に気がつかない。よって、これもまたナースの劣化装置となります」

「また、そんな恐ろしいことを……」

「そういうわけで、病院には〝他人の言葉には耳を傾けたくない〟連中がたむろしています。だから、病院の改善、改革は本質的に難しいのです」

「なるほどー」

「けれども、決して不可能ではありません」

「ふむふむ」

「医者は人の話を聞くのが苦手だが（本当は患者さんの話を誰よりも一所懸命、聞かなきゃいけないので、これじゃダメなんだけどね）、人に説教するのは大好きだ。多くの医者は教え魔ですら、ある」

「確かにー」

「よって、まず行うべきは意見ではなく、〝質問〟ということになる」

「なーるほど」

「まずは、電話で『今、お電話する時間はありますか』と尋ねる。『ある』と答えれば普通に話をすればよいし、ダメなら『では、後ほどカケナオシます』と言えばいい」

「はい」

「で、次に『じつは、先生の診ておいでの○○さんについてご相談なのですが、よろしいでしょうか』と問い合わせる。『よい』と答えれば……まあ、答えるんだけど、普通……『じつは抗菌薬適正使用プログラムを遂行してまして』と続ける」

「うまいですね」

「まだまだ、ここからです。で、**ここでも意見を言わず、意見を言わせる。**『先生がメロポン(「メロポン」は、わかる人ならわかる「あの」キャラの名前……とは関係ない架空の薬)をお使いになっているのを確認したのですが、これがどの感染症に対するものか、うまく理解できませんでした。よろしかったら、教えていただいてもよろしいですか』と質問するんだ」

「なるほどー」

「で、相手が『患者さんが重症だったのでとりあえず使った』とかなんとか言ってくる。日本の医者はたいてい抗菌薬の使い方が下手だから、まあ、見当違いなことを言ってくる可能性が高い」

「いいんですか、そんな暴言かましちゃって……」

「どうせ医者はこの本は読んでないから大丈夫だよ(たぶん)。で、これについてもあくまで下手に出て、『先生、すでに血液培養で大腸菌が出ていますので、感受性のあるセファゾリンとかで治療することは可能でしょうか』とか聞く。これもあくまで質問形式だ」

「ふーん」

「すでに述べたように、医者のほうは抗菌薬の知識がさしてあるわけでもなく、自信があるわけでもない。ただ、いろいろ他人に指図されるのが業腹なだけだ。だから、〝抗菌薬適正使用プログラム〟のほうから、このように促されれば、まあ、大抵は『そう、じゃ、そうしようかな』とか言ってくることが多い」

「もし、メロポン使うんだってゴネられたら、どうしますか」

「そのときは、やはり質問だ。『感受性のいい大腸菌が原因で、カルテを読む限り尿路感染っぽいようですが……なぜメロポンなのでしょうか。後学のために教えてください』とかいう。ただし、〝後学のために〟は学会でよく使われる慇懃無礼の定型句で、その意味するところは『頭の悪い貴様に俺様がありがたくも教えてやるぜ』という意味だから、使い方には要注意だ」

「そうなんですかー？　よく、おじいさんの先生が学会で使ってるので、なんて紳士的なシニアなんだ、と感心していました……」

「あれは、絶対に自分に反論できないくらい経験不足の若手を地獄のどん底に突き落とすためなんだよ」

「ガーン。でも、わかりました。意見を通すには、意見するのではなくて質問を重ねるのですね。〝ソクラテス・メソッド〟っていうんでしたっけ。後学のために教えてください」

「知ってんじゃんか!!」

議論に勝つことは目的ではない

意見を通す方法、議論に勝つ方法について説明してきました。しかしながら、まったく逆の話をします。すなわち、「議論に勝つ、は目的ではない」です。

「えー、またちゃぶ台ひっくり返しですかー。わけわからん」

「まあ、物事には常に両面性があるのです。繊細にして大胆なプレーとか、迅速かつ慎重な決断とか、詳細を端折らずにザックリ説明とか、固定ファンを意識しつつ新規顧客を開拓とか、とにかく、意見を通し、議論に勝つのは大事です。議論に勝つ、と決めたら必ず勝つのも大事です。負けてしまったらおしまいですから。でも、最初から〝議論に勝つ必要はない〟と設定しておくのがベターな場合もあるのです。そういうときは、最初から勝ちを目指さない」

「うーん、まだ、よくわかりません」

「はい、これから説明していきますね」


議論に勝たねばならないのはなぜか。現場に問題が発生しており、この問題を克服するためです。しかし、議論に勝つことに固執しすぎて、相手がつむじを曲げてしまい、「この話は、もう二度としたくない」とブチ切れてしまったらどうでしょう。問題点は放置されたままになり、解決しなくなります。**議論に勝つのはあくまで問題解決のための「手段」にすぎません**。手段のために、目的を失ってしまうのは愚かなことです。

よって、「負けるが勝ち」のシチュエーションもあります。議論にはわざと負け、相手に花を持たせ、そして本来の目的は達成するのです。

例えば、研究とかがそうです。

研究は一人ではできないことがほとんどです。共同研究者が必要です。で、しばしば議論になるのが、誰がどこに名前を載せるか……です。

論文で一番がんばった人は最初に名前が載ります。〝ファースト・オーサー〟といいます。次にがんばった人は二番目、〝セカンド・オーサー〟になります。で、サード、フォースと序列は続きます。

それとは別に、研究全体をマネジメントする大親分的存在は、しばしば最後に名前を載せます。〝ラスト・オーサー〟です。映画や大河ドラマのクレジットでも、最後はベテランの渋めの脇役が出てきますよね、あれと同じです。ただ、日本では研究に全然参加してないんだけど、ただその部署で一番偉い、という理由でここに名前が載ることもあります。これを〝ギフト・オーサーシップ〟といいます。ギフト、つまり研究には全然貢献してないんだけど、まあ、お偉いさんは載せとかんとあかん……的な邪《よこしま》な理由で名前が載るってことです。本当はあかんのですけどね、こういうの。

ぼくがとても若かったころ、結核に関するある研究をしていました。ニューヨーク市の結核関連の権威の下について、臨床像がはっきりしていなかった結核性髄膜炎の臨床データをまとめたのです。ぼくが米国にいた一九九〇年代は、米国で、そして特にニューヨークで結核が流行していましたから、その貴重なデータを解析したと、まあそういうわけです。

で、この研究はうまくまとまって、米国でも割と権威の高いＩＣＡＡＣ（抗菌薬・化学療法科学多領域会議、とでも訳しましょうか……）という学会で発表しました。もちろん、研究をしていたぼくがファースト・オーサー。指導していた結核の権威がラスト・オーサーでした。

ところが、です。この学会発表を論文化するにあたり、この指導者が電話をかけてきました。自分をファースト・オーサーにしろ、と言ってきたのです。

若かったぼくはこのような「ズル」を許すことができませんでした。研究を実施したのはぼくです。

「あなたは指導はしてくれたけど、実際には研究に参画していない。だから、そのような論文は認めないし、もし自分をファーストにして論文を発表したら、出るところに出るから、覚悟しといてください」

ぼくは憤ってそう言ったのでした。

ぼくが断固としてファースト・オーサーを譲らないと申し上げたため、この研究は論文化されないことになりました。その結核の「権威」も、抜けがけで論文発表してから、ぼくに真実を暴露されては、身の破滅と悟ったのでしょう。そういう意味では、この方の現状把握能力は高かったです。

後年、日本のある感染症専門家がイワタの著作を学会で一切販売するな、というお達しを各出版社と書店に申し渡します。このことを察知したぼくは、すぐに出版社や書店の証言やＦＡＸなどの証拠を押さえ、新聞社にこの件をわざとリークし、弁護士を通して当該学会に強く抗議し、この問題は多くの人の知るところとなりました。学会は第三者委員会の調査ののちに謝罪し、当該教授の名誉は(そんなものがあるとすれば、ですが)地に堕ちたのです。

はい、おわかりいただけましたでしょうか。喧嘩を売られたときは、絶対に勝たねばならないのですよ。日本は年長者がすぐに年下の人間に嫌がらせをする、セクハラ・パワハラ大国ですが、相手の力量や覚悟を知らずに、無謀な喧嘩を売ることなど、本当に愚かなことなのです。勝てない喧嘩はしない。鉄則です。

さて、米国の研究に話を戻します。これは、ぼくの失敗でした。ファースト・オーサーが誰かなんて、どうでもいい話だったのです。たしかに、この「権威」の態度はえげつなかったですし、彼女は(女性でした)ぼくからファースト・オーサーを奪おうなんていうスケベ根性を起こすべきではありませんでした。

しかし、**研究で一番大事なのは、データを発表し、患者さんと臨床現場に還元することです。**その一番大事なことを無視し、癇癪《かんしゃく》を起こして研究をお蔵入りにしてしまったぼくも、やはりオーサーシップという比較的どうでもよいくだらないものにこだわってしまった、矮小《わいしょう》な愚か者だったのでした。

非常にラッキーなことに、のちにぼくがまとめたデータは、別の研究者が仕立て直してくれて、この研究は論文化されました。いや、めっちゃ、ラッキーです。(Vinnard C, King L, Munsiff S, Crossa A, Iwata K, Pasipanodya J, et al. : Long-term Mortality of Patients With Tuberculous Meningitis in New York City: A Cohort Study. *Clin Infect Dis* 2017; 64(4) : 401-407.)

余談ですが、ドラフト(草稿)時点ではぼくは三番目のサード・オーサーになっていました。が、当時の「私をファーストにしろ」と脅迫した方が横槍を入れ、ぼくの席次は五番目になっています。まあ、今となってはもう「どうでもいいこと」なのですが、こういうのにこだわる根性の見苦しさは相変わらずやなあ、と嘆息した次第でした。

要するに、こういう議論は最初から乗らないのが一番。言いたい人には言わせておけばよいので、「はいはい、どうぞよしなに」と言っておけばいいのです。

手柄の問題も、そうです。神戸大学には感染症関係の専門家がたくさんいますが、感染対策の手柄を誰がとるか、については常に他者優先でやってきました。自分たちの手柄をとり、他者を出し抜くというスタイルをぼくらが嫌ったためです。誰の手柄か、は本来どうでもよいことです。要は病院がよくなり、患者さんのケアの質が改善し、みんなが喜んでくれればそれでいいのです。ぼくもちっとは成長したのですよ。

というわけで、勝たなくてよい議論は勝たなくてよい。要は結果が出ることが大事なのです。皆さん、結果、出してますか？

第13章

相手にわかってもらう話し方

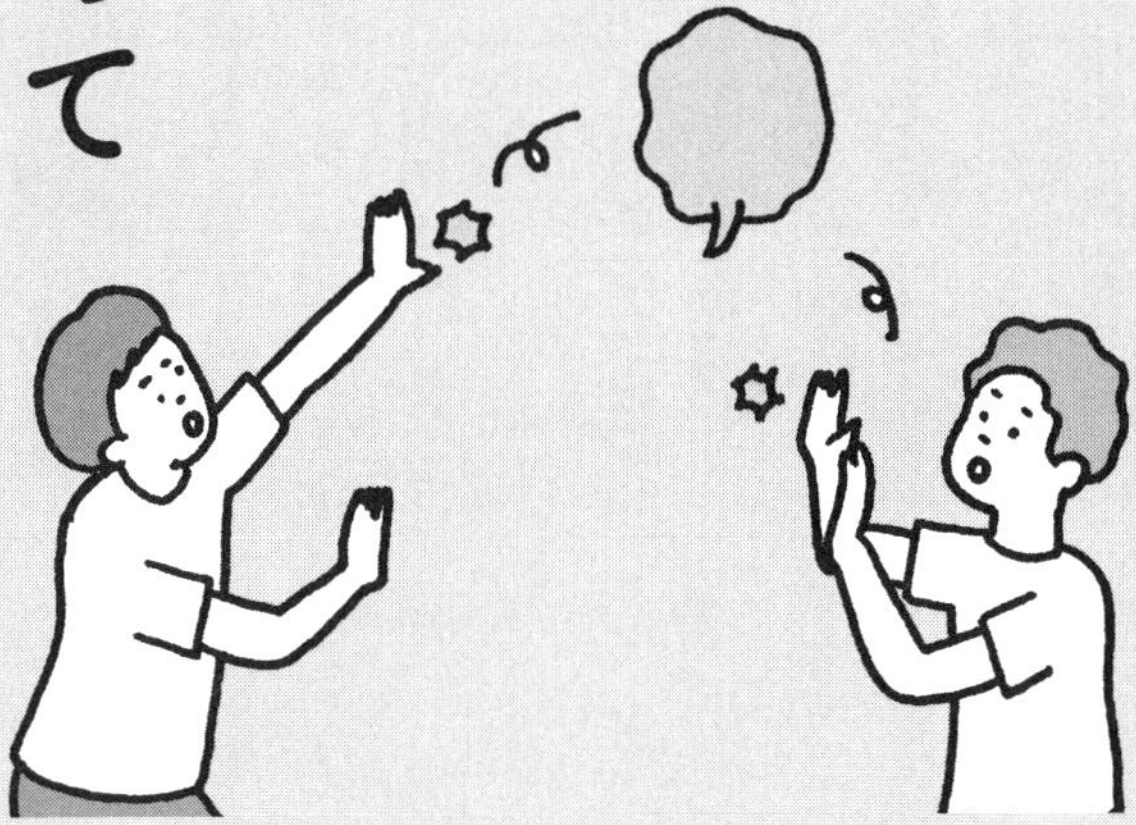

伝わりやすい伝え方のテクニック

論理的な思考、ロジカルシンキングを会得すると、何がよいかというと、「私の言いたいことが、相手に伝わる」、これに尽きます。逆に言えば、多くの人は「言いたいことが、伝わらない」ことに苦しんでいるのです。

「そうじゃなくって〜〜」

「そういうことが言いたいんじゃなくって〜〜」

「そういう意味じゃなくって〜〜」

と嘆く御仁をよく見かけます。相手の理解力のなさを嘆く嘆き節なのですが、その実、「説明のしかたが下手」という自分の問題だったりするのです。まじで。

では、どうやったら、〝私の言いたいこと〟が相手に伝わるのか。

これにはある程度のテクニックも必要です。しゃべるスピードとか、間《ま》のとり方とか、声のトーンとか、顔の表情とか。

ただ、まあこういう一朝一夕には身につかないことをここでクドクド論じてもしょうがないので、ここでは、「明日からできる上手に伝える方法」からやっていこうと思います。ただ、一朝一夕には身につかないしゃべるスピード、間のとり方、声のトーン、顔の表情などなどもすべてとても重要ですから、練習して少しずつ身につけていってください。

では、一朝一夕には身につかないテクニック、とは関係ない（！）明日からできる「伝わりやすい、伝え方」、ここで伝授〜〜！

（伝え方のポイント① 結論から言う）

はい、じつにシンプルです。明日からできます。が、案外、皆さんやっていません。

どこに行くのかわからない長々としたしゃべりはつらいものです。「で、結局この人は何が言いたいんだろう」と聞いているほうはイライラが募ります。

「まず、結論から申し上げますけど、今のインシデントレポートは根本的な改善が必要です」

「まず、結論から申し上げますけど、この会議は必要ないと思います」

目指すべきゴールを最初に明示しておけば、「この人は結局何が言いたいんだろう」的な相手のイライラは激減すること、間違いなし。

あと、**相手に「この人はちゃんと考えてしゃべっているんだな」という好印象を与えることも、まず間違いなし。**もっとぶっちゃけて言うならば、ダラダラとどこに行くのかわからないしゃべりを続けている人は、「この人、頭悪いんじゃないの？」という印象を与えてしまいかねません。厳しいようですが、本当なのです。別に頭のよし悪しがすべてだとは思いませんが、人間関係において、「こいつ、頭悪いな」という印象をもたれることは得策ではないのはまごうかたなき事実です。与えなくてもよい印象は、与えないほうがよいのです。

伝え方のポイント② その根拠を述べる

さて、結論を先に提示した後にやるべきは、「その根拠を述べる」です。根拠のない意見は説得力がありません。「では、その根拠を申し上げます」と、結論を述べたらすぐに根拠です。

さて、根拠には、「一番の根拠」「二番目の根拠」「三番目の根拠」「まあまあの根拠」「根拠と言うにはやや弱いが根拠と言えなくもない根拠」など、複数の根拠がさまざまな強弱で存在するものです。根拠が一つだけ、ということはあまりありませんし、また一つしか根拠のない意見というのは説得力がないものです。根拠は複数、少なくとも三つはあるべきです。

で、**結論を申し上げた後に最初に伝えるべき根拠は"一番強い根拠"でなければなりません。**意見に対して一番説得力のある、パワフルな根拠を述べるのです。

ここで一番弱い根拠から並べてしまうと、「ええ〜？　その程度の根拠で意見するの？」と多くの方は興ざめしてしまいます。

「インシデントレポートには根本的な改善が必要です。なぜなら、今のレポート制度は医療事故の減少に寄与していないからです」

これは説得力のある言い方です。もちろん、この先にはすぐに「**もう一つの根拠**」が必要になります。そう、なぜ、今のレポート制度は医療事故の減少に寄与していないのか、という説明が必要になるのです。

これは、構造としては、「**結論(conclusion)**」「**根拠(because)**」「**根拠の根拠(because)**」「**根拠の根拠の根拠(because)**」という頭でっかちなつくりになっているのです。頭に一番でかいことを言う。次に二番目にでかい根拠、三番目にさらにその根拠……と続くわけです。これはすでに説明した「because が大事」というところにもつながっています。

〈伝え方のポイント③　反対意見の根拠をまとめる〉

反対意見は無視してはいけません。むしろ、積極的にその吟味をすべきです。大事なのはあなたの意見を通すこと「そのもの」ではありません。あなたに対する反対意見のほうがベターであるならば、さっさとよりよい意見に鞍替えすればよいのです。大事なのは事態が改善することであり、あなたの意見が通ること「そのもの」ではないのです。

そして、逆説的ではありますが、反対意見を十分に汲み取り、理解し、「その意見も積極的に取り入れてもいいんじゃないか」という態度を示すくらいでいるほうが、かえってあなたの意見の信憑性が増すのです。本当です。

「あんな奴の意見、バカバカしくって聞く気になれない。俺の意見のほうが絶対正しい。バンザーイ」

と言ってる人と、

「確かに、仰ることはごもっともです。こういう意見も大事だと思います。が、これこれこういう理由で、やはり私の意見を主張したいと思います」

という人のほうがはるかに説得力があるのです。その人は、意見のゴリ押しをしようとしているのではなく、ちゃんとゼロベースで考え、ベターな見解をもちたいという誠実さがそこににじみ出ているのです。

何度も申し上げていますが、知性やロジックと、感情や性格は密接に関係しています。ちゃんとした知性、ちゃんとしたロジックには誠実さが必要です。不誠実な人が知性やロジックを振り回しても、単なる詭弁やごまかしにしかなりません。

で、あなたに対する反対意見も、誠実にその意見を汲み取り、その意図も一所懸命汲み取らねばならないのです。揚げ足取りとか、曲解はご法度です。そういう小狡いことをやってその場で一本取ったとしても、長い目で見ると、あなたの小狡さが裏目に出るのです。

〈伝え方のポイント④　肯定しつつ、反論する〉

で、一番よい説得方法は、相手の論拠を否定するのではなく、肯定しつつ反論する方法です。いったいどういうことでしょうか。

「私、スカートを買いたいのよ」

「え～～、あなたにはスカート、似合わないわ。パンツを買いなよ」

これは相手の意見の全否定です。ひょっとしたら正しい意見かもしれませんが、相手には悪印象を与えることでしょう。

「私、スカートを買いたいのよ」

「いいわねえ、ぜひ買ったらいいわ。けど、もう少し待つとセールをやるから、それまで待ったらどう？」

これなら、相手の意図を組み込んで、相手の論拠を否定することなく自分の主張を出すことができます。

「いいわねえ。でも、あなたスカートばかりはいているから、たまにはアクセントをつけたほうがいいかもよ。ここは変化球で、パンツルックというのはどう?」

「いいわねえ。あなた、スカート似合うものね。でも、先週もいろいろ買い物して、今お財布ピンチなんじゃやない? 次のボーナスまで待ったら?」

このへんも、相手の意見を全否定しないやり方です。これは、要するに配慮です。

知性やロジックには誠実さや配慮が必要なのです。キャラや態度も大事です。

第14章

勉強の方法を工夫することは、論理的に考える訓練と同じ

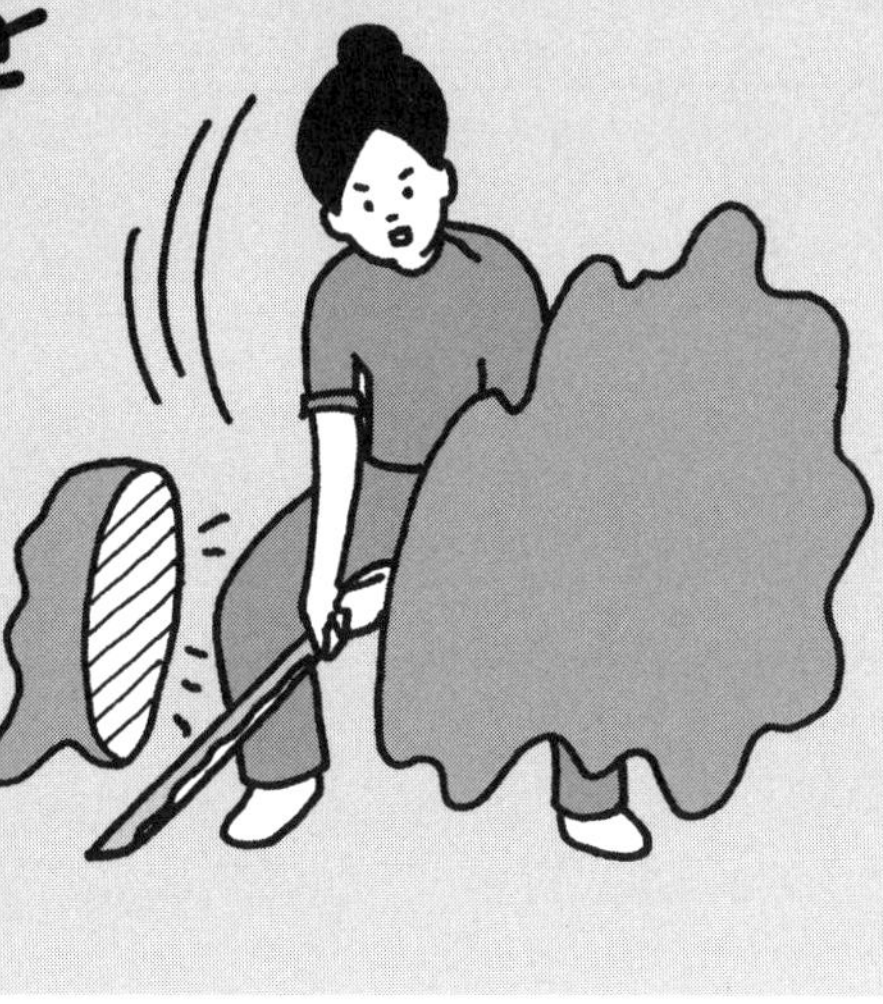

メモリーツリーを活用した勉強法

勉強の方法を工夫することと、「論理的に考える」訓練はほとんど同義、同じ意味だと考えちゃってよいくらいです。ていうか、論理的に考え続けていれば、自然に勉強法は工夫に満ちたものになるのです。

勉強法を工夫している人は「怠け者」が多いです。なんで怠け者？　一見、勤勉な人は無駄な努力を厭いません。効率の悪い愚直な勉強法を根気強く続けます。結果が出ないのに……。

こういう愚直な勉強法も悪いところばかりではありません。でも、こんな勉強ばかりしていたのではいつまでたっても先へ進めませんね。やはり時間を効率よく使い、少ない努力で結果を得るような効率性は大事です。

怠け者は努力しないで成果を出したがります。やらなくてもよいことは端折って、やらなきゃいけないことに集中する。一〇の努力でできることに、一〇〇のエネルギーを使わない。「怠け者」はいかに効率よく仕事や勉強をこなそうか、といつも必死です。そう、「楽をしたけりゃ、努力しろ」ってことです。

だんだん訳わかんなくなってきた人もいるかもしれませんが、そういうことなのです。「怠け者」とはここでは「何もしない人」を意味しません。最小のエネルギーで最大の効果を出したい、と思い続ける、いわばエコカーのような存在です。そして無駄で愚直な努力を積み重ねるけど、結果が出せないというタイプはリッター二㎞しか走らない七〇年代のアメ車のようなものなのです(七〇年代のアメ車の知識とかゼロですが、イメージで言ってます、念のため)。

さ、そこで今回紹介するのは**「メモリーツリー」**です。

皆さん、記憶力に自信はありますか？ ぼくはまったくないです！ そんな力込めていうほどのことではありませんが、まったくないです！ アラフィフになってその乏しい記憶力すら激しく劣化してきています。「え？ そんなことあったっけ？」「あれ？ そんなこと言ったっけ？」みたいなエピソードがほぼ毎日のようにあります。

幸い、アラフォーのウチの奥さんもわりと忘れっぽいので、夫婦の会話を円満に継続させるのには、「忘れっぽい」のもけっこう役に立ちます。「もう、その話七回聞いたわ」みたいな苛立ちが起きず、いついかなるときに出てきた話題も「新鮮な話題(ほんまは何回目やろ)」として受け取ってもらえるからですねえ。忘れる力、案外大事です。

とはいえ、記憶力に乏しい、忘れっぽい性格は業務上はいろいろ差し支えあるところです。なんとか、忘れないような勉強法ってないものでしょうか。

その一つがメモリーツリーです。メモリーは「記憶」、ツリーは「木」ですね。ちょうど木が枝分かれするように、記憶を整理していくのです。

例えばですねえ。血液ガスの勉強をちょっとやってみましょうか。なに？　血液ガス苦手？　血液ガス嫌い？　そうそう、そういう人は医者にもナースにも多いのです。でも、臨床的には血液ガスの解釈ってとても大事です。あれができるとできないとでは現場の判断がかなり違ってきます。逆に言えば血液ガスの解釈がちゃんとできるだけで、患者ケアの質はぐっと高くなるんですよ。

さて、なんで血液ガスの勉強がみんな嫌になっちゃうかというと、「ややこちい」からです。「難しい」からではありません。前にも書きましたけど、**多くの問題は「難しい」のではなく、途中で面倒臭くなって投げ出してしまう問題、すなわち「ややこちい」問題なんです。**

で、そういう場合はバッサリ問題を二分割します。

つまり、細かいことをちまちま端っこから暗記していくんじゃなくて、バッサリ世の中を大きく二つに分けちまえってことです。二つの概念ならば、乏しい記憶力でも忘れない！

例えば、世の中には二種類の人間がいる。世の中には二種類の人間がいると考える人間と、そうでない人間だ。みたいな村上春樹風の分類です。ここはジョークですが、全然笑えなくても差し支えありません。世の中には二種類の人間がいる。イワタのジョークで笑える人間と、そうでない人間だ。

マジメに血液ガスを論じますが、要するに血液ガスは、

アシデミア

と

アルカレミア

の二つしかないんです。「アシデミア」というのは、血が酸性のこと。「アルカレミア」というのは、血がアルカリ性のことです。では、なんで血が酸性になったり、アルカリ性になるかというと、これは、

呼吸が原因

か

代謝が原因

の二つしかありません。ここでも二つにバッサリ！ です。ついてきてますか？

で、「呼吸が原因で血が酸性」を、

呼吸性アシドーシス

と呼びます。「呼吸が原因で血がアルカリ性」を、

呼吸性アルカローシス

といいます。ここでも二つにバッサリ！　です。同様に、代謝性も、

代謝性アシドーシス

と

代謝性アルカローシス

に分けられます。さ、ここまでいいですか？　じゃ、深呼吸しましょう。

深呼吸して頭がゆったりしてきたら、次行きます。「代謝性アシドーシス」に注目しましょう。じつは、「代謝性アシドーシス」も二種類あるんです。それは、

アニオンギャップが開いた代謝性アシドーシス

と

アニオンギャップが閉じた代謝性アシドーシス

です。アニオンギャップってなに？　「開く」とか「閉じる」ってどういうこと？　みたいな話は、今はほっといてください。今はとにかく二分割してスッキリしましょう、という話だけに注目すればよいのです。

で、「アニオンギャップが閉じた代謝性アシドーシス」も二分割です!!!

腎臓が原因のアニオンギャップが閉じた代謝性アシドーシス

と

それ以外(たいていは下痢が原因)のアニオンギャップが閉じた代謝性アシドーシス

です。

さて、まとめましょう。要するにこういうことです(次ページの下の図)。ね、木みたいでしょう？　だからメモリーツリー。

ここで大事なのは、枝分かれを必ず二分割にすることです。三つも四つもあるとわかりづらい。例えば感染対策で、

標準予防策
接触感染予防策
飛沫感染予防策

空気感染予防策

とありますが、これだと覚えにくい。

標準予防策

と

それ以外

に二分割して、「それ以外」を

接触感染予防策

と

それ以外

さらにこの「それ以外」を

飛沫感染予防策

と

空気感染予防策

にしたほうが覚えやすく、理解しやすいです。

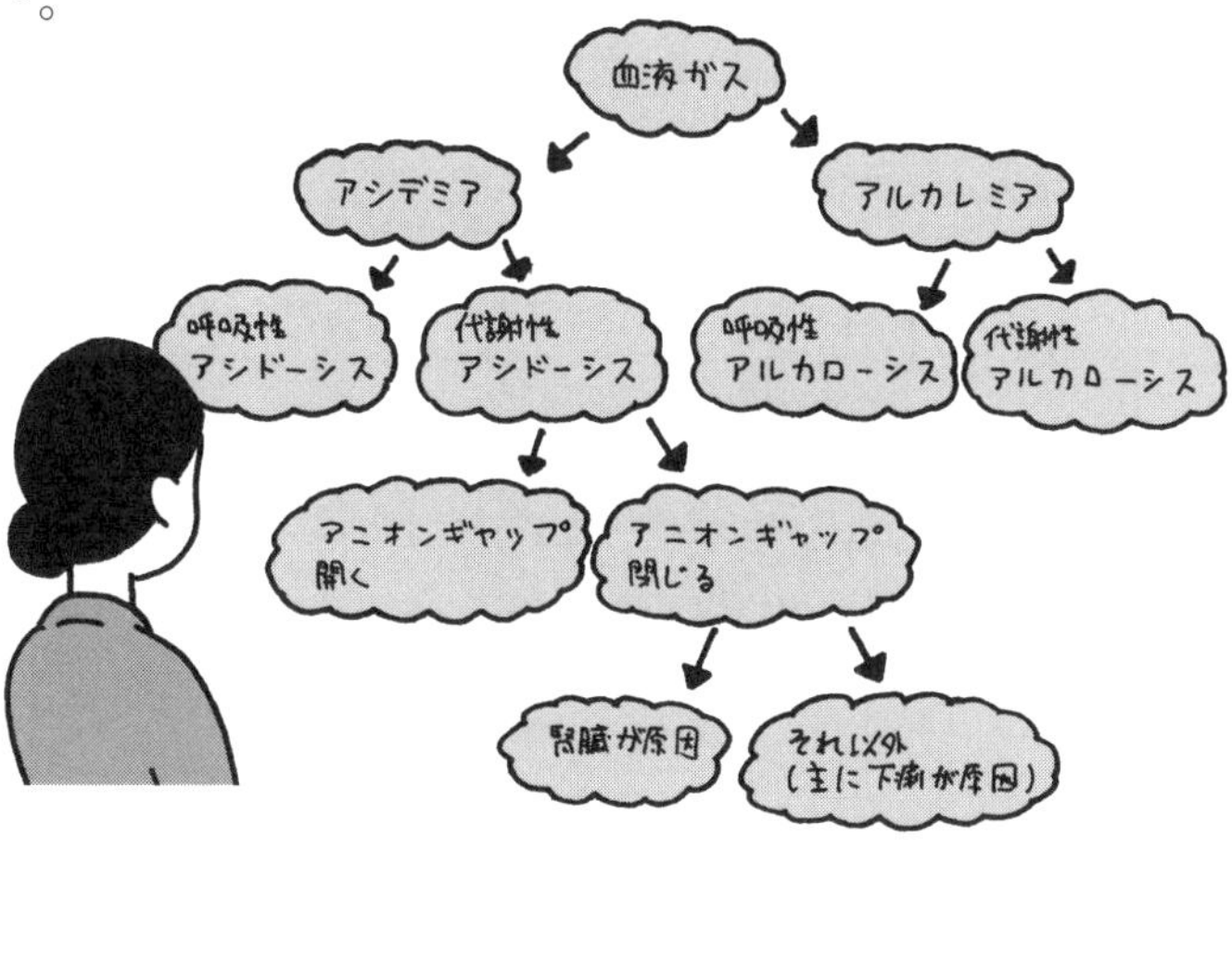

それに、**メモリーツリーは「この先は理解できない」というポイントがよく理解できるのも利点です。**例えば、「アニオンギャップ？　なにそれ」となった人は、ツリーのアニオンギャップの上のところは理解してるんですね。で、その下が理解できない。メモリーツリーは自分の理解できているところと理解できていないところを区別するのにとても便利です。大事なのは「たくさん知っていること」ではなく、どこから先が自分の理解していないところか、を理解することです。これをギリシャの哲学者ソクラテスは「無知の知」と言ったのでした。あやふやな知識で知ったかぶりになってはいけないのですね。

こんなふうに、世の中を二分割しながらだんだんツリーが長く、そして枝分かれが細かくなってきます。しかし、最初の幹のところは一番大事なところで、枝の先は「重箱の隅突き」的なマイナー情報かもしれません。このような**情報のヒエラルキー(重みづけ)ができるのもメモリーツリーの長所です。**

ぜひ、いろんな勉強で活用してみてください。何度かノートに書いていると、その効果の大きなことにびっくりしますよ。

二分割の方法

概念がたくさんあって二分割できない？　それでも、二分割できるのです。例えば、「看護師」「薬剤師」「医師」「臨床検査技師」の集団がいたとしましょう。これ、感染管理チーム（ＩＣＴ）でよくある構成です。で、そのときに、

看護師

と

それ以外

に分類すれば、ほーら、二分割完了です。これをまじめに、

看護師
薬剤師
医師
臨床検査技師

と分けるよりもずっと理解が早くなります。で、それ以外を例えば、

薬剤師

と

それ以外

にさらに二分割します。で、

臨床検査技師

と

医師

に二分割。つまり、いきなり多分割するのではなく、二分割を繰り返すことで概念をスマートに理解しよう、というわけです。

分割の方法は恣意的です。「恣意的」というのは自由気ままという意味で、分割のしかたにこれ、という決まりはないのです。例えば、さっきの二分割を、

医師

と

それ以外

という二分割にしても全然かまいません。二分割の分割の基準はどこに置いてもよいのです。ICTの場合、CNIC（感染管理認定看護師）と呼ばれる看護師がチームのなかで一番大きな役割を担っていることが多いです。「そういう目線」で考えるなら、

看護師

と

それ以外

で分ければよい。しかし、医師とのネゴシエーション（交渉事）をしましょう、という話をするときは、やはり医師との談判は医師にやってもらうのが手っ取り早い。「そういう目線」であれば、

医師

と

それ以外

でもよいでしょう。要するに、役に立てばどんな分類のしかただってよいのです。

どんな分類のしかただってよい、と言うと、デタラメ、何でもありという印象を与えてしまいます。が、それは間違いです。分類する線引きの場所はどこに置いてもかまいません。が、分類の方法にはきちんとしたルールがあるのです。

例えば、

長髪の人

背の高い人

白衣を着ている人

という分割はありえません。ここには重複があります。欠落もあります。髪が長くて、背が高くて、白衣を着ている人はどのグループに入れていいのかわかりません。これが重複です。短髪、背が低くてスクラブを着ている人……ま、ぼくのことなんですが……はどこにも入れず、仲間外れになります。これが欠落です。イワタが仲間外れになるのは願ったり叶ったり、なんて思ってはいけません。なに？　思ってる？

そう、分類するときは重複も欠落もないようにしなければならないのです。こういうのを、業界用語でＭＥＣＥというのでしたね。重複しないためには、分類のカテゴリーに注目する必要があります。カテゴリーを統一すれば、重複は起きにくい。

看護師

医師

薬剤師

臨床検査技師

は職種という一つのカテゴリーに統一して分類していますから、重複はありません。ま、なかには薬剤師の資格をもつ医師とか、面倒くさい……じゃなかった……すばらしい経歴をおもちの方もおいでですが、それにしても施設内では与えられる役割は一つです。重複しません。「薬剤師の資格をもつ医師」はあくまでも、医師に分類されるのです。

先日、医学教育系のアンケートに回答したのですが、これはイケてへんアンケートでした。例えば、教員の負担について

「準備が大変である」
「慣れればそれほどでもない」
「わからない」

という三択問題がありました。でも、慣れてないけど全然大変じゃない。みたいな人もいるわけで、これでは「欠落」が生じてしまいます。

「欠落」が生じる最大の原因は、十分に考えていないからです。考えるのを途中で諦めてしまうんですね。これをearly closureということもあります。早く閉じてしまう。頭に蓋をしてしまう。考えるのを止めてしまう、思考停止ってことです。

これは、診断の苦手な医師、例えば練度の低い研修医とかがよくやらかす間違いです。例えば、病棟で「息が苦しい」という患者さんが発生したとき、

心不全？

肺炎？

みたいに鑑別疾患を考えるのですが、十分に考える前に、ここで止まってしまう。で、抗菌薬と利尿薬出して対応した気になってしまうわけです。実際には、

肺塞栓

とか、

痰詰まりによる気道閉塞

とか、

薬剤性のメトヘモグロビン血症（まれ）

とか、

パニック発作

のようにいろんな鑑別疾患があるのですが……。

ちゃんと考え尽くしているか。まだ、あるべき選択肢が出ていないのじゃないか。こういう謙虚な懐疑心はロジカルシンキングにはとても大切です。基本的に、

ロジカルに考えるとは謙虚に考えることなのです。傲慢なロジカルシンキングというのは形容矛盾でして、ありえないのです。

よく、会議とかで「もう意見が出ません」と慎ましく静かに黙っているのが謙虚だと勘違いされています。違います。発言しないで黙っているというのは、もう考えるのやーめた、という傲慢な態度の現れなのです。表現型で勘違いしてはいけません。おとなしくしている人は、大抵の場合は謙虚なのではなく、傲慢なのです。少なくとも、議論という視点(パースペクティブ)においては。

仕事上でも、この分類の欠落の失敗はよく観察します。

例えば、感染防止対策加算で、厚生労働省は上記四職種(看護師、医師、薬剤師、臨床検査技師)「全員で」病院すべてを巡回するよう義務づけました。これは端的に「業務量が増加する」ことを意味しています。業務量が増加したときの対応は、基本的に二種類です。それは、

残業する

か、

どっかで手を抜く

です。前者の場合は、厚生労働省(の労働省のほう)が推し進める、「ワークライフバランス」だのブラック企業対策だの、あるいは「女性が輝く社会」だのの理念にモロ抵触します。後者の場合はもちろん、仕事のクオリティーが下がります。どちらもさして好ましい選択肢には思えません。消去法で必要悪として甘んじるべきでしょうか。

いや、ここで思考停止に陥ってはいけません。もっと考え抜いて、さらなる選択肢は存在しないか探すのです。つまり、「感染防止対策加算」という命題において、

残業する

どっかで手を抜く

という二分割のメモリーツリーを書いているのですが、それ以前に(それより上位概念として)、

厚生労働省の命令に納得する納得しない

という選択肢を置けばよいのです。

ぼくは四職種全員で巡回するのは仕事効率が悪く、幼稚園児のサッカー(ボールに向かって全員追いかける)よろしく戦略性を欠き、その結果起きることは疲弊か仕事の質低下かその両方であり、そもそもこんなやり方で感染対策がうまくいった事例も研究もなく、海外でもやっている国はない旨ケチョンケチョンに(ま、オブラートに包んで)厚生労働省にメールを送って命令の撤回を要求したのでした(そして、撤回されました)。その顛末はブログに書いたので、興味ある方はどうぞ(http://georgebest1969.typepad.jp/blog/2016/04/page/2/.「全員で巡回すればよいのか(感染防止対策加算に関する意見)」)。

常に、「他の選択肢はないか」考え抜くこと。これこそが分類法の要諦であり、MECEであり、ロジカルシンキングです。ロジカルな人は「往生際」が悪いのです。

第15章 英語の勉強のしかた

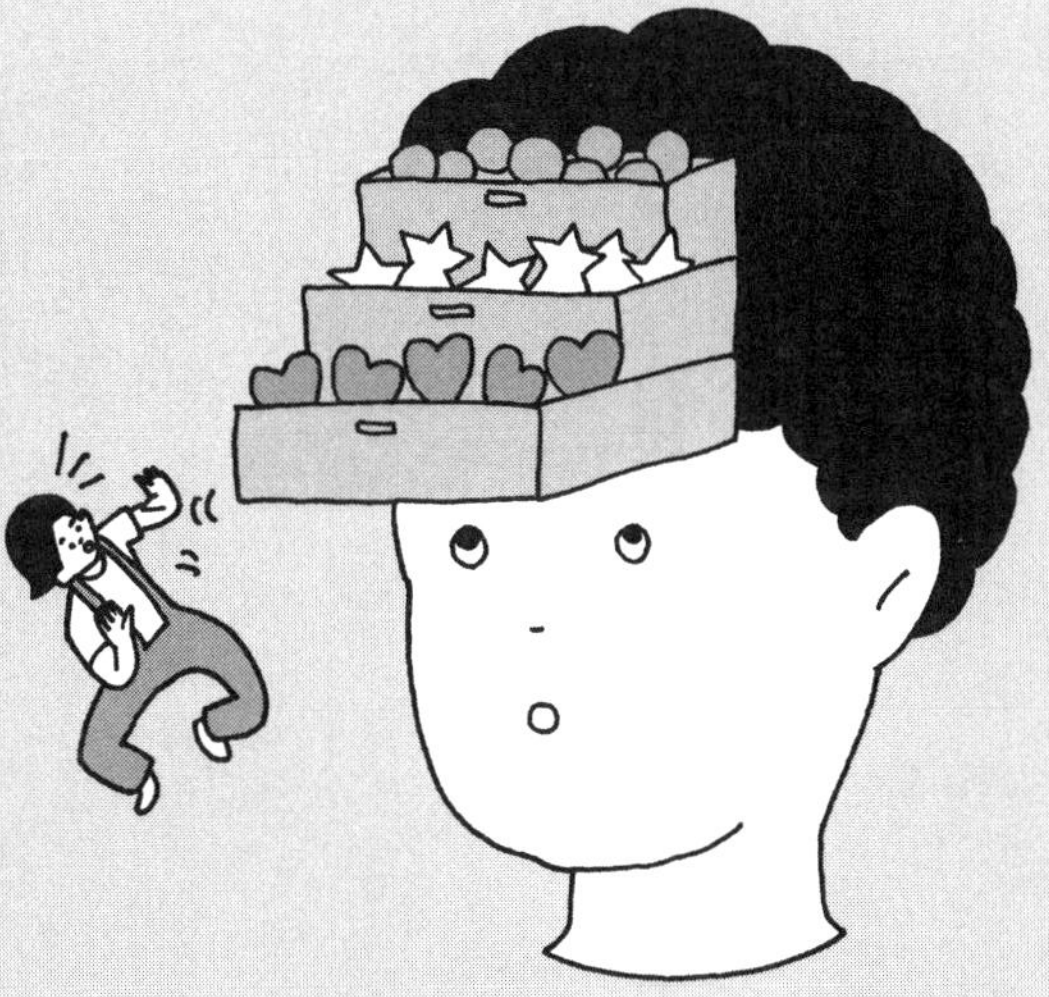

教科書を読むためには英語の勉強が必要

一緒に働いている感染管理認定看護師さんと、壊死性筋膜炎の話をしました。

「ええ〜、岩田先生、壊死性筋膜炎といえば、人食いバクテリアでしょ」

「そうですねえ」

「A群溶連菌が起こすやつ。雑誌とかテレビでもやってますよね」

「雑誌もテレビも見ないから知らないけど」

「でも、先生がこないだ提示した症例は、術後の創部感染、合併症としての壊死性筋膜炎でした」

「その通り」

「そんな話、聞いたことありません」

「聞いたことないというと、どこで？」

「ええっと、○○学会で。だれもそんな話してませんでした」

「では、あなたの情報源は〇〇学会なんですか？」

「ま、そうですね」

「でも、〝皆が話題にしているかどうか〟と、〝そのような問題が存在するかどうか〟は同じとは言えないんじゃあ、ないんですか。学会は得てしてその時点で盛り上がっているトピックを取り上げたがるものです。基礎研究とか、流行している感染症とか」

「ま、そうですけど」

「でも、話題になってなくても重要な問題はあるのですよ」

「なるほど」

「**そもそも、人はめったに起きないことに大騒ぎして、普段起きていることを話題にしないものです。**犬が人を噛んでもニュースにならないけど、人が犬を噛むとニュースになるって言いますよね」

「聞いたことない〜〜」

「言うんです！　普段日常的に起きている問題は、学会のような先鋭的なところでは『カッコ悪』とか思われて話題にならないものなんです。それよりも、一生お目にかからないようなムッチャ珍しいバイキンのほうがトピックにしやすい」

「なるほどお」

「まあ、今みたいな情報化社会で、学会に行って新しい情報が手に入ることはほとんどありません。学会は観光したり、古い友人に会って同窓会する場所ですよ」

「また、そんな本当のこと言うと、阪急電鉄のホームで刺されますよ」

「大丈夫、人に背中は見せないことにしてるから」

「ゴルゴか。時に、学会で情報を得ないのだったら、どうやって情報を得るんですか？」

「そこだ。大事なのは、教科書を読むことです」

「きょうかしょ～～？？」


こないだ書店の店員さんに聞いたのですが、医者もナースも、とにかく最近は教科書を読まなくなった、買わなくなったと嘆いておいででした。

今はインターネットがありますから、情報収集が簡単になった。そういう側面もあるでしょう。しかし、ネットの情報は玉石混淆。ガセネタ、トンデモ、デマ、フェイクな情報もたくさんあります。専門の感染看護師ですら、「岩田先生、インフルエンザワクチンってじつは効かないんですか？　ネットに載ってましたけど」とか言ってきてぼくを卒倒させそうになります。

ライン、フェイスブック、ツイッター、インスタグラムといったソーシャル・ネットワーキング・サービス（SNS）の発達で、われわれは非常に短い文章を書いたり読んだりするのに慣れてきています。ラインとかだと一〇文字とかそのくらいしか書かないし、読まない。そして長い文章が読めなくなります。教科書が読まれないのも、無理もありません。

しかし、プロのナースがネット情報に踊らされているのでは困ります。**やはり困ったときにはきちんとした教科書を読むのが大事です。**

学会での情報収集も大事でしょう。しかし、学会の場合は製薬メーカーとの利益相反の問題があります。特に、豪華なお弁当が供されるランチョン・セミナーは問題です。製薬メーカーがスポンサーになり、豪華なお弁当を配り、そして製薬メーカーの腰巾着のような演者が、背中のファスナーを開くと中からMRが飛び出してきそうな演者が、特定の薬を褒め称えます。

ああいう、バイアスの強い情報提供は本来受けるべきではないのです。ぼくは一緒に働いているナースに「絶対にランチョン・セミナーに行ってはいけない。昼飯くらい、俺がおごる」と言っています。もっとも、ぼくは普段あまり学会に行かないので、「昼飯おごる」は口約束のままになってますが。

ま、ぼくがこんなこといちいち言わなくても、コロナのせいで(おかげで?)この手の講演会も激減しました。ピンチはチャンス。できた時間でぜひ教科書を読みましょう。

〈教科書を分割して読む方法〉

例えば、感染管理の教科書で有名なのは、APICテキストです。これは米国感染管理疫学専門家協会（APIC）が出している公式テキストで、合計三冊もある分厚いテキストです。しかし、三冊あっても怯む必要はありません。要するに読みたいところを拾い読みすればよいのですから。大事なのは情報の妥当性です。ネット情報のような怪しさは、こうしたオーセンティックな教科書にはありません。

例えば、APICテキストの壊死性筋膜炎のところを引用しましょう。第三巻（Volume3）という黄色い本の九二〜九六ページに載っています。

こらこら、寝ない、逃げない。

まず、英語を怖がらないこと。大丈夫、この英語はすべて中学レベルの英語しか使っていません。あとは、単語に慣れるだけです。それは繰り返せば慣れます、絶対。現在、医学・看護学の情報はほとんど英語でできています。え？　ここは日本だ？　日本の医学情報も質の高いのは英語で発信されます。理由は簡単です。そのほうがたくさんの人に読んでもらえるからです。

この文章は分厚いAPICテキストのほんの一ページの、そのうちの一段落に過ぎません。まずはこの量を苦痛なく読めるようにしましょう。そのためには反復練習です。

そして、分割。困難は分割せよ。デカルトはそう言ったのでした。いきなりたくさんやるのではなく、少しずつやっていきましょう。

混合感染とは複数の異なる細菌が起こす感染症です。なんだ、「A is B.」というスーパー・シンプルな英文です。それに付け足しがあります。

「caused by」はなんとかによって起こされた、という受身形。なにに？　それはよ

Type 1 necrotizing fasciitis is a mixed infection caused by common aerobic and anaerobic bacteria. Gas in the soft tissues is a classic feature of these infections and is particularly common in postoperative cases or patients with diabetes mellitus or peripheral vascular disease. Specimens commonly yield polymicrobial flora with pathogens such as S. aureus, E.coli, Peptostreptococcus spp., Prevotella spp., Bacteroides spp., microaerophilic streptococci, and Clostridium spp. Type 1 necrotizing fasciitis usually occurs at or near a surgical site of surgery or a traumatic event. Some of these soft tissue infections may be referred to as "Meleney, s synergistic gangrene" or, when the perineum and genitalia are involved, as "Fournier gangrene".
(Patti Grota, et al. : APIC Text of Infection Control and Epidemiology 4th ed.Volume 3.Virginia, US : APIC ; 2014.)

Type 1 necrotizing fasciitis is a mixed infection caused by common aerobic and anaerobic bacteria.

タイプ1の壊死性筋膜炎(necrotizing fasciitis)は混合感染だ(a mixed infection)。

Type 1 necrotizing fasciitis is a mixed infection caused by common aerobic and anaerobic bacteria.

くある(common)好気性菌と嫌気性菌(aerobic and anaerobic bacteria)、によって。エアロビ運動って言うじゃないですか。あれは有酸素運動ですね。「aerobic」は空気が好きな好気性菌のこと。そうでないと、「anaerobic」、こちらは空気が嫌いな嫌気性菌。「a」がつくと否定になるんです。症状がある人は「symptomatic」、症状がないと「asymptomatic」です。「bacteria」がバクテリア、細菌なのはいいですね。

困難は分割せよ。難しい、読みたくない、と思っていた英文も、ちょっとしたきっかけとヒント、そして少しずつ分割しつつ読むことでじつは簡単な文章だとわかります。残りの文章も医学辞書片手に挑戦してみてください。

〈外国語の習得に必要なのは才能ではなく努力〉

外国語の習得には特別な才能や技術は必要ありません。大切なのは、コツコツ

と、地道に勉強すること。それだけです。まあ、「コツコツとやること」自体、ちょっとした才能や技術と言えなくもありませんが。実際のところ、目の前のタスクを着実にこなすことに関して言えば、医療従事者はみんなとても優れているのではないでしょうか。特にナースは「決められたことができない」では、仕事になりませんので、この「コツコツとやること」に関して言えばかなり高い能力をおもちだとぼくは思います。

では、なぜ英語をみんな苦手とするかというとですね、ぼくが思うに日本の学校教育のシステム・エラー、制度上の欠陥だと思っています。つまりですね、**英語は難しくもなんともないんですけど、「締め切り以内に習得する」のは大変なんです**。

日本の学校教育は基本的にスピード重視です。それは「受験」というものを基盤にして、そこから逆算して教えるからです。よって、一定時間以内にある単元を習得してしまわねば、あとは切り捨てて先へ進んでしまうのです。私立の進学校とかはもっとすごくて、例えば高校一、二年くらいで高校のカリキュラム全部終わらせて、そして残りは受験勉強に邁進させてしまいます。

要するに、日本で言うところの「頭がいい」というのは、「短期間でたくさんの事物を習得できるスピードラーナー（素早い学習者）」のことなのです。皆さんが一緒に働いている医者たちはたいていこのパターンです。

しかしながら、**知性とはスピードだけでできているわけではありません**。例えば、一〇〇ページのテキストをできるだけ早く暗記しなさい、とかいう競技会があれば、あなたの病棟で働いている初期研修医あたりがダントツで優れているはずです。医学部卒業生はスピードラーナータイプが多いからです（とはいえ、中年以降（ぼくもそうですが）はそういう能力は劣化するので研修医には勝てなくなります）。

しかし、そのテキストのもつ「意味」はなにか、といったより深い命題を考えるのは案外、医者は苦手だったりします。深い命題を検討するのは時間がかかりますが、そういうのをすっ飛ばして「とりあえず結論を出す」のがスピードラーナーのスピードラーナーたる所以です。だから、以前にも申し上げた「Whyの質問」は医者はけっこう苦手だったりするのです。〃スピード・ラーナー〃と〃ディープ・ラーナー（深い学習者）〃は、ある程度対立する概念です。医者は「案外」頭が悪い。覚えておいてください（でも、絶対に隣の医者に言っちゃだめですよ）。

〈新しい言語を学ぶのは、もちろんつらい〉

さて、英語に話を戻しましょう。

新しい言語を学ぶのははっきり言って苦痛です。その気持ちはよくわかる。かくいうぼくも、本稿執筆時点でスペイン語を一所懸命勉強しています。昨日もスペイン語検定受けたばかりで、そのできの悪さに落ち込んでいます。特にスペイン語作文は散々でした。非常に基本的な単語すら覚えていない。例えば「鍋」とか（辞書で調べたらcacerolaでした）。

そんなわけで、語学学習の大変さも、できない惨めさも、進歩が遅々として目に見えないもどかしさも、まったくもって共感します。

しかしながら、語学に王道なしでして、時間をかけてコツコツやる以外、前進する方法はないのです。逆に、前進さえし続けていれば、必ず確実に上達します。確かに、ぼくのスペイン語力は「鍋」すら出てこないお粗末なレベルですが、それでも三か月前に比べれば格段に上達しています。あと三か月がんばれば、もっと上達するのは間違いありません。スペインやラテンアメリカの人たちと鍋パーティーくらいはできるようになるでしょう(そんな人たち、知らんけど)。


皆さん、自分たちが日本語を習得したときのことを覚えていますか?

たった二、三か月の学習で習得したわけではないと思います。ましてや一週間睡眠時間を削り、時には徹夜までして試験勉強的な習得をしたわけでもないでしょう? うちの三歳の娘はまだ「ただいま」と「おかえり」の区別がついていません。ぼくが家に帰ると「ただいま〜」と声をかけてきます。こうやってシンプルな間違いを繰り返して、だんだん直していって語彙を増やしていって、言葉はマスターされます(『エキスパートナース』連載当時。今、七歳ですが、もう止まれ〜というくらいべらっべらしゃべります。現在、英語と格闘中)。

われわれも同じです。辛抱強く、時間をかけて、毎日、間違いを繰り返しながら英語を学んでいくのです。日本人が英語を間違えたって失うものは何もありません。**間違えることとは、失敗でもなんでもありません。「そうやると間違えない」という学習のための最良の方法は、まず間違えてみることなのです。**大丈夫、皆さんが英単語を間違えても、だれかが死んだりはしませんから。普段のお仕事のほうがずっと大変なんですよ！

共通項を見つけて勉強する

医学における英語は特に限定されていますから、普通の英語よりもずっと勉強しやすいです。本当です。逆じゃないですよ。例えば、ぼくは米国のテレビドラマなどのジョークを理解できなくて、今でも「???」となることはあります。でも、医学雑誌の論文に書かれていることが理解できないということはめったにありません。普通の英語のほうが医学の英語よりもずっと難しいのです。

英語は努力が大事ですが、がむしゃらに勉強しているだけでは効率が悪いです。

必ず共通項を見出しましょう。

例えば、炎症性疾患は必ずitisで終わります。arthritisは関節炎、encephalitisは脳炎、endocarditisは心内膜炎、pericarditisは心外膜炎。あ、そっか。cardiは「心臓」って意味なんですね。

こうやって共通項を見つけ出し、それらを引き出しに入れていってやれば、だんだんわかりやすくなります。整理整頓は大事でして、うまく頭の中を整理していると引き出しやすくなります。ぼくのオフィスとかは乱雑に書物が本棚に突っ込んであるので、探している本を見つけるのに一苦労です。ちゃんと分類して項目ごとに本をしまっておけばすぐに取り出せるのに……反省、反省。

英会話の勉強のしかた

会話だったら、まずはよく使いそうなものから覚えるのがよいでしょう。ぼくもスペイン語を習いたての頃は、「痛い」から覚えていました。ニューヨークで診療していたのですが、スペイン語しかしゃべらない患者さんが多かったから。

頭が痛い、歯が痛い、胸が痛い。英語なら、

I have headache.

I have toothache.

I have chest pain.

です。そうか、みんな「I have」でくれればいいのね、っと一つ引き出しでき上がり。さて、痛みが「pain」なのはわかる。chest は胸。だから、chest pain で胸痛。ちなみに、おっぱいの胸は「breast」です。マジンガーZのブレストファイヤーは「おっぱいの火」って意味なんですね……って知らないですよね、マジ

ンガー。あと、pain だけでなく、ache も痛みという意味です。head の ache で「屁で行く……じゃない、ヘデイク」、で頭痛(下品とシモネタは暗記のお友だちです)。tooth の ache で「トゥースエイク」、で歯痛です。ちなみに、bluetooth ってありますよね。あれは「青い歯」のことではなく、デンマークの王様の名前からとったそうです。

さて、ここまで読んだたった数分間でもいろいろ学べましたね。これを続けていけばよいのです。繰り返します。英語習得に特別な才能は必要ありません。好奇心と「絶対に習得する」という決意をガソリンに、少しずつ楽しくやっていきましょう。

第16章

トンデモ情報に惑わされない方法

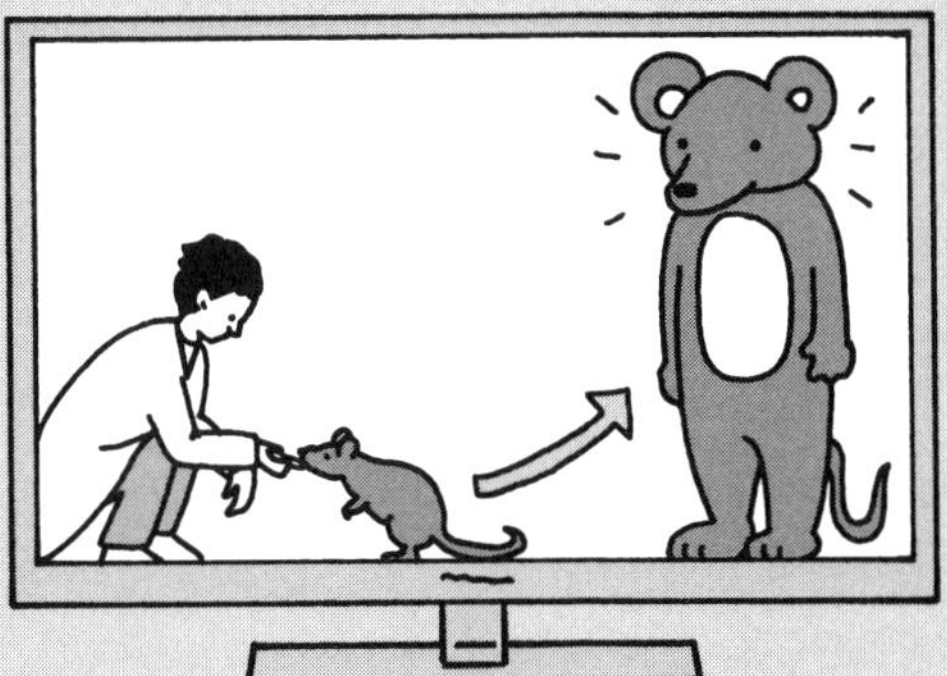

情報に健全なツッコミを入れよう

本屋さんで「健康」とか「医学」の一般向けの本を見るとびっくりします。あと、健康系の雑誌類。テレビの健康特集。ぶっちゃけかまして、よかですか。あいうのの八割、九割はデタラメです。なんでこんなにトンデモ、デタラメだらけなのでしょう。

さらに悪いことに、このトンデモ、デタラメ健康情報に騙されているナース、ドクターの多いこと、多いこと。おいおい、プロなんだからそのくらいのリテラシーをもってくれよ〜と、いつも嘆いています。

リテラシー。すなわち、情報をきちんと吟味し、評価し、どれほどのものか判断する能力のことです。多くのナースは情報をそのまま飲み込んでしまいます。なんとかヨーグルト、おなかにやさしいんだって。へえー、という感じです。

リテラシーをもつとは、情報を丸のみにせず、健全なツッコミを入れてやることです。例えば、「おなかにやさしい」の定義を示せ。「やさしい」と決めつける根拠は？　そして、その根拠の妥当性は？……といった具合です。というわけで、今回はトンデモにだまされないための秘訣をお伝えします。それは要するに、自分たちのやっていることが「トンデモ」になっていないかをチェックする能力と、同義なのです。

〈トンデモ情報のチェック① 前後関係と因果関係の取り違い〉

まずは前後関係と因果関係の取り違い。これはとても多いですね。

なんとか大量ビタミン療法やりました。がんがみるみる小さくなりました。だから、なんとか大量ビタミン療法、効きますよ。というわけです。それって、その治療法のおかげなの？　それとも、たまたま偶然治っちゃった人の写真を見せてるだけなの？

たまたまうまくいった人だけ強調して取り上げることを「チャンピオンケース」なんて呼びます。例えば、ネズミの実験をして、一匹だけたまたまうまくいった(まぐれで)。で、そのネズミだけことさらに強調して「実験成功だぜえ！おちゃああ！」と強がり、失敗した数十匹のネズミのことは「なかったこと」にしてしまうんです。ま、端的に言えば隠蔽にほかなりませんが、上手な嘘つきは「ちょっとだけ真実を混ぜる」のです。偶然とはいえ、一匹ではうまくいっているわけですから、それだけ強調されると、けっこう説得力あるんですね。

「で、先生。実際に実験したネズミは全部で何匹いたんですか」

「他のネズミはどうなったんですか」

という健全なツッコミをしてみましょう。要するに「分母を聞く」のです。トンデモ本はたいてい、分母がちゃんと書いていません。

まあ、ここだけの話、なんとかビタミン療法でがんが消えた……みたいなのは最初から捏造、デマ、まぐれですらなかった可能性が高いです。

考えてもみてください。そんなにすばらしい治療で標準治療を罵するような、科学の常識を根底から覆すような治療法なら、本を書く前に論文化して学術界に報告するのが当然だと思いませんか？　がんが本当に治るんなら、専門家たちに知らしめてそのミラクルな治療を普及させるのが医療者の当然の責務でしょう。

ところが、「がんが消える」系のトンデモ本の著者たちは、（調べればすぐわかることですが）自分のミラクルながん治療法を論文化して報告したりはしていません。要するに、アマチュアの読者は騙せてもプロは騙せない、ということです。皆さんもプロなんですから騙されちゃダメですよ。

〈トンデモ情報のチェック②　原著論文を引用しているかチェックする〉

そこで、トンデモ本の見破り方その二は、「原著論文を引用しているか確認しよう」です。

たいていのトンデモ本は引用論文ゼロで書いています。こういうのは、怪しい。ちょっとその著者の論文業績をPubMedとかで調べてみましょう。トンデモであれば何も書いていないはずです。

もっとも、トンデモでも手の込んだタイプもいます。例えば近藤誠氏です。彼は以前「ワクチンは意味がない」という主旨の著書を発表しました。ぼくは精読しましたが、この本ではたくさんの論文を引用していました。ただし、間違った引用のしかたでして、要するに彼の主張する「ワクチンなんて意味がない」を支持するものではなかったのです。彼の勘違いなのか、意図的なデータの曲解なのかを区別するのが難しいくらいに。医療者でなければあっさりと騙されてしまいそうな巧妙さでした。こういう「レベルの高いトンデモ」には要注意です。

もともと、近藤誠氏はがん患者に対する過度な手術偏重・化学療法偏重に異議を唱え、九〇年代に有名になった人です。当時の主張は至極真っ当で、細かい間違いはありますが大筋では正しかった。

なので、**科学・医学の世界では「ひと」で判断してはいけません。**大事なのは「ひと」ではなく、「こと」なのです。誰だって正しいことばかり言っていたり、間違ったことばかり言っているわけではないのでして、「あの人が言っているから」という理由で全肯定、全否定するのは非科学的・非論理的な態度です。

むっちゃくちゃにデタラメばかり言っている人(お好きな方をご想像ください)だって、たまには真っ当なことも言うわけで、「あの人の言っていることにもどこかに真っ当なこともあるかも」と思って聞いていれば、取り入れるべきすばらしいアイデアが隠れていたりします。組織を伸ばすためにも「傾聴」って大事なんですね。

逆に「あの人の言うことなら大丈夫」と盲信してしまうと、いざ間違いが起きたときに組織の修正が効かなくなります。危険です。異論反論が自由にいつでも言えるような雰囲気づくりが組織の健全化にはとても重要な所以でして、同調圧力の強い日本ではよくこれで失敗していますし、日本社会のなかでもとりわけ同調圧力の強い看護の業界(そうでしょ?)では特に特に要注意です。

〈トンデモ情報のチェック③　グラフに注意〉

グラフにも要注意です。

ぼくは基本的に講義や講演でパワーポイントなどのスライドは使いません。すると、「でも、それじゃデータを示せないでしょ」と言われることがあります。たしかにグラフとか表とかを口で説明するのは大変なこともあるので、これは一理ある指摘です。

しかし、三〇秒に一回くらいの超スピードで展開される高速発表だと一枚一枚のグラフの妥当性が吟味できません。グラフのY軸が不自然に引き伸ばされていたり、差がないのに差があるように見せかけたり、そういうインチキというか、過大評価なグラフは学会などでもよく見ます。

特に横軸が時間になっているときも、インチキは起こりやすい。

例えば、喫煙と肺がん発症のグラフを重ねると、日本の喫煙者が減っていくときに合わせて肺がん患者が増えているように見えます。タバコの健康被害はない、という「トンデモ」を広めたい人は、「ほーら、見ろ。喫煙者が減ると、肺がんが増えるわけでタバコと健康は関係ない」と言います。これは「前後関係」と「因果関係」を混同していることと、喫煙の影響が肺がん発症に至るまでの何年という長い時間を無視していることから起きる間違いです。でも、多くの人はころっと騙されてしまう。グラフって人を容易に騙しますから要注意。

君子危うきに近寄らず。**騙されないための一番の方法はヤバげな媒介には近づかないことです**。

「私は医学を勉強していて、ちゃんとデータのよし悪しは吟味できるから大丈夫。だから製薬メーカーの弁当も食べるし接待も受ける」とか言ってる人が一番危ないんです。前回指摘したように「騙されないに決まってる」と自己を過大評価している人たちが詐欺師にとっては一番の「カモ」でして、「俺は騙されてんじゃないか」とビクビクしている人こそが最も騙されにくい人なのですから。

「トンデモ」に騙されない。そして、自らも「トンデモ」にならない。あなたのやってる看護、本当に妥当ですか？　それとも根も葉もないトンデモですか？

一つひとつ、吟味検証してみてはいかがでしょう。

エピローグ

ポストコロナの時代に

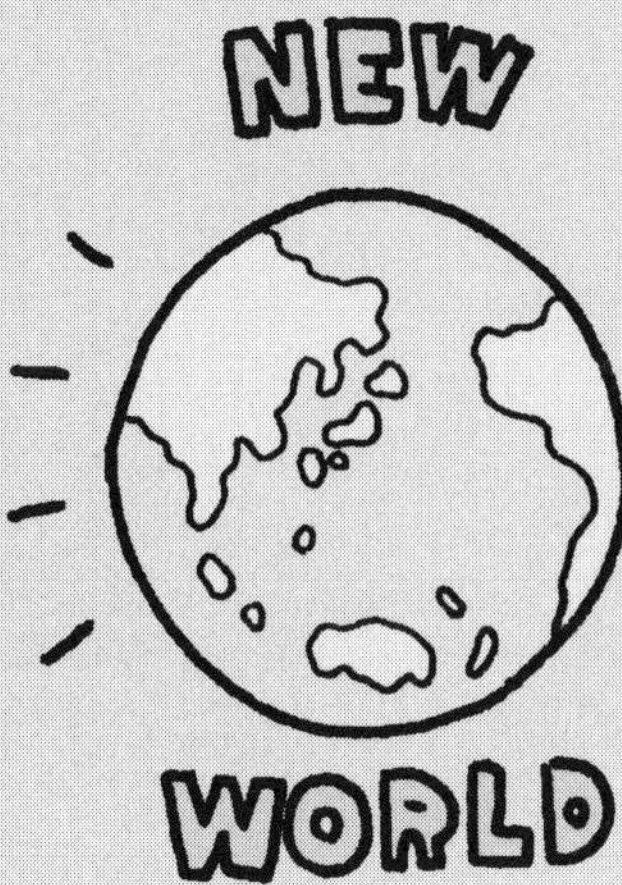

他人と違うことに耐えること、他人と違うことを許すこと

ポストというのは「なんとかの後で」という意味の英語(語源はラテン語)です。例えば、サッカーの日本代表監督が辞任したりすると、「ポスト西野は誰か」みたいな新聞記事が載ります。

ニュースでは時々、「ポストコロナ」や「ウィズコロナ」という話題が出てきます。本稿執筆時点の二〇二〇年五月二九日は日本全国で緊急事態宣言が解除されて、「ポストコロナ」が話題になることも多くなりました。もっとも、その一方で東京や北九州で院内感染も含む患者増加もあり、油断も隙もないのですが。

コロナウイルス問題が完全に終息するのは当分先の話だと考えます。それも終息すれば、の話でして、終息しないというシナリオも念頭に置く必要はあります。

いずれにしても、「コロナ以前(プレコロナ)」な時代の後にやってきた時代を「ポストコロナ」と考えると、われわれは新しい世界に生きているのだと考える

ことも可能です。その新しい世界を生き抜いていくために、われわれはどうあるべきなのでしょうか。

まあ、「新しい世界」なので、いろいろ変わるべきところはあるのでしょう。軍国主義国家だった日本が第二次世界大戦に負けて、アメリカの主導する民主主義国家になったとき、多くの価値の変動があったと聞きます。そんな感じで、「新しい世界」がやってきたら、われわれが所与のもの、当然のものとらえていた概念すべてを疑ってかかり、場合によっては否定することだって必要になるのかもしれません。

それは、**コロナそのものがもたらすものというよりも、むしろコロナをきっかけにするようなもの、という理解のしかたのほうがよいのかもしれません。**コロナをきっかけにして、これまで「当然」「常識」と思っていたものが、さほど当然でも常識でもないことがバレてしまいました。コロナウイルスっていろんなものを暴き出す天才的な能力をもっているのです、マジで。

満員電車がそうですね。病院職員は実感しにくいかもしれませんが、多くの勤め人は満員電車でのつらい通勤を「当然」「常識」、そして「不可避」だと思い込んでいました。決めつけていました。

しかし、蓋を開けてみたら、自宅でテレワークをやっても全然困らないことが多いことが判明したのです。あんなに苦労して会社に行っていたのはなんだったのか。時間的損失、金銭的損失、体力的損失の甚大なこと、甚大なこと。家族と過ごす時間もずっと増えますし。

もちろん、すべての勤め人がテレワークできるわけではありません。しかし、多くの方がテレワークをすれば、電車通勤が必要な方の「満員電車」も回避できます。あるいは、緩和されます。どちらの人たちにとっても朗報というわけです。

多くの会議がテレ会議になりました。テレ会議になると、会議時間が短くなります。多くのアジェンダは事前にメール審議できます。特に報告事項の多くは「資料見といてください」でOKだとわかってしまいました。多くの議論が非論理的、非理性的な「空気づくり」だったこともバレてしまいました。こういう根拠で、こうやりましょう、ではなくて、議論を尽くして、皆が疲れ果て、「もう、みんな議論を尽くしたよね、満足したよね、ここまで話し合ったんだから、決めちゃってもいいよね」という状態になってから決をとっていたこともわかりました。根拠や論理ではなく「空気」が会議の決定根拠になっていたのです。テレ会議では空気は伝わらず、また醸造もできませんから、空気づくりのための無駄な時間はすっ飛ばされます。「これでいいですか。異論のある人は意見を言ってください」で、意見が出なければ決まりです。

まあ、あの空気をつくってものを決める方法にどっぷり浸かっていた人たちにとっては、サクサクものが決まっていくテレ会議は「物足りない」ことでしょう。ぼくの周りにも「もっと、話し合いましょう!!　話し合いがしたいんです!!!」という映画『12人の優しい日本人』の陪審員2号みたいな人がけっこういます。たいていは、それほど忙しくなくて、会議こそが自分の存在価値、存在理由を確認できる大事な場所の方です。その寂しさを全然理解できないわけではありませんが、ぼくとしてはとっとと会議を終わらせて早く家に帰れるほうがずっとずっとうれしいのです。こういう価値観が「常識」に転じることが可能なのも、ポストコロナの恩恵(人によっては弊害と考えるでしょうが……)なのです。

東北大学はハンコを全廃するそうです。年間八万時間の労働時間の削減だそうです。先日、緊急事態宣言のさなかに、ぼくらの共同研究者の一人は「ハンコを押すために」大学に来るように言われ、そのためだけにおいでになりました。「この非常時にハンコを押すためだけに大学に来いという必然性や合理性はどこにあるのか」とぼくはかなり厳しく批判しました。結局、この部署での印鑑は原則不要となりました。早く全学的に廃止にしてほしいなあ、ハンコの謎文化。

われわれが常識と考え、当然と考え、変えがたいと決めつけていたものが、案外非常識で、案外、簡単に変えられるものなのだと、コロナウイルスは看破していきます。世界観がごっそり変わることを「パラダイムシフト」といいますが、ポストコロナ時代は、そしてコロナウイルスは、それ以前の時代の「常識」に「ほんま??」と抜本的な考え直しを促す、強いる強力なパラダイムシフターなのです。
ポストコロナの時代は、
他人と違うことに耐えること、他人と違うことを許すことが大事になる時代です。
同調圧力は人の集団をつくります。三密を容易に形成します。人と違っていれば集団はつくりません。「俺は出勤しているのに、あいつはテレワークかよ」と他者が自分と違っていることを許さない同調圧力。これはコロナ問題を増悪させる、独立危険因子です(オッズ比7・5。95%信頼区間3・3－16・6)。

さて、ナースの皆さん、ぼくの観察するところ、皆さんはとても他人と違うことに耐える、他人と違うことを許すのが苦手な職種と考えています。ま、医者もおおむねそういう傾向にあるんですけどね。耐えられますか? 許せますか?
それがポストコロナを生きる、ということです。**合理的に物を考え、他人と違うことをやり、集団を形成せず、自分や家族の健康や安寧を守り、病棟・ナース**

ステーションの安全を守り、患者さんの安全も守るのです。「みんな一緒」の同調圧力を克服できないと、ポストコロナ時代を生き抜くことはできません。本当ですよ。

他人と違う、ということは、他人をきちんと観察できることが大事です。相手が右に動いてきたら、自分は逆に動く。質の高いサッカー選手は相手をよく見ています。中途半端な選手は周りを見ない、見る余裕がないので、自分目線で勝手に動き、ボールが取られるか否かは「いちかばちか」になります。例え話が全然伝わらない度一二〇%ですが。

観察し、考えて、判断する。本当の意味でのPDCAはここから始まります。PDCAの本質は個々人の観察、思考、判断、そして決断の繰り返しなのです。それはポストほうれん草の時代でもあります。報告、連絡、相談は大事ですが、報告、連絡、相談しといて、「あとは知らん」ではだめなのです。看護における個人主義の萌芽といってもよいでしょう。

このようなパラダイムシフトを大の苦手とする組織は日本にはたくさんあります。病院、学校、役所あたりがこの典型でしょう。

某学校が生徒に授業中のフェイスシールド着用を義務づけるというニュースがありました。専門家が取材に応じ、多くの専門家は「フェイスシールドはやりすぎだ。医学的に間違っている」と断罪しました。ぼく一人だけ異なる見解でした。「フェイスシールドは間違いだ。が、自分で判断しようと希求した小学校の意志の萌芽は素晴らしい。間違いを重ねることと自律することはほぼ同義なのだから」と申し上げて周りはキョトンとしてしまいました。文部科学省から箸の上げ下ろしまで全部指示待ちの学校・教育委員会が大多数のなかで、愚考ながらも「自分で考えた」ことをよしとぼくは思います。間違いは、直せばいいのですから。

本書は『エキスパートナース』二〇一五年八月号からの連載を再構成したものです。

考えることは力になる

ポストコロナを生きる
これからの医療者の思考法

2021年2月1日　第1版第1刷発行

著　者　岩田健太郎《いわたけんたろう》

発行者　有賀洋文

発行所　株式会社 照林社
〒112-0002 東京都文京区小石川2丁目3-23
電話　03-3815-4921(編集)
　　　03-5689-7377(営業)
http://www.shorinsha.co.jp/

印刷所　株式会社シナノパブリッシングプレス

検印省略(定価はカバーに表示してあります)
ISBN978-4-7965-2509-1